# CAROL BRAGA

# SAÚDE EMOCIONAL DA FAMÍLIA

DESENVOLVIMENTO SAUDÁVEL DE 0 A 1 ANO

1.ª EDIÇÃO – CAMPINAS, 2024

**EDITORA MOSTARDA**
www.editoramostarda.com.br
Instagram: @editoramostarda

© Carol Braga, 2024

| | |
|---|---|
| Direção: | Pedro Mezette |
| Edição: | Andressa Maltese |
| Produção: | A&A Studio de Criação |
| Coordenação: | Felipe Bueno |
| Revisão: | Beatriz Novaes |
| | Marcelo Montoza |
| | Mateus Bertole |
| | Nilce Bechara |
| Ilustração: | Leonardo Malavazzi |
| | Barbara Ziviani |
| | Esther Melo |
| Fotos: | Acervo da autora |
| Diagramação: | Henrique Pereira |
| | Isabela Boldorini |

```
Dados Internacionais de Catalogação na Publicação (CIP)
          (Câmara Brasileira do Livro, SP, Brasil)

  Braga, Carol
     Saúde emocional da família : desenvolvimento
  saudável de 0 a 1 ano / Carol Braga. -- 1. ed. --
  Campinas, SP : Editora Mostarda, 2024.

     ISBN 978-85-88186-60-6

     1. Bebês - Alimentação 2. Bebês - Cuidados
  3. Bebês - Desenvolvimento 4. Família - Aspectos
  psicológicos 5. Pais e filhos - Relacionamentos
  6. Saúde emocional I. Título.

  24-219956                              CDD-155.422
            Índices para catálogo sistemático:

     1. Bebês : Desenvolvimento : Psicologia infantil
        155.422

     Aline Graziele Benitez - Bibliotecária - CRB-1/3129
```

# SUMÁRIO

**SEGURANÇA EMOCIONAL** .................................................. 13

**CAPÍTULO 1 – DESENVOLVIMENTO**

▸ **DESENVOLVIMENTO CEREBRAL DE 0 A 1 ANO** ........................ 17

▸ **A HORA É AGORA!** ............................................................ 18

▸ **ESTABELECENDO LIMITES** ................................................. 19

▸ **OS LIMITES COMEÇAM NO NASCIMENTO** ............................ 19

▸ **COMO ESTABELECER LIMITES?** .......................................... 20

▸ **MARCOS DE DESENVOLVIMENTO** ....................................... 21

▸ **DESBRAVANDO O AMBIENTE** ............................................. 25

▸ **O SENTAR** ........................................................................ 25

▸ **O ENGATINHAR** ................................................................ 26

▸ **O ANDAR** ......................................................................... 27

▸ **O QUE É SALTO DE DESENVOLVIMENTO?** ........................... 27

▸ **A IMPORTÂNCIA DAS VACINAS** .......................................... 28

▸ **CALENDÁRIO BÁSICO DE VACINAÇÃO** ................................ 29

▸ **O QUE É EXTEROGESTAÇÃO?** ............................................ 30

▸ **O QUE É ANGÚSTIA DA SEPARAÇÃO?** ................................ 31

▸ **BRINQUEDOS E BRINCADEIRAS** ........................................ 33

## CAPÍTULO 2 – ROTINA

▶ O ALICERCE .................................................................. 37

▶ COMO ESTABELECER A ROTINA? ............................... 37

▶ O SEGREDO DA PREVISIBILIDADE ............................... 38

▶ QUEBRANDO A ROTINA ............................................... 38

▶ PODEMOS JANTAR FORA OU VIAJAR? ....................... 39

▶ SUGESTÃO DE ROTINA PARA RECÉM-NASCIDO ........ 40

▶ SUGESTÃO DE ROTINA PARA 1 ANO .......................... 42

## CAPÍTULO 3 – SONO

▶ O PAPEL DO SONO ...................................................... 45

▶ SEU BEBÊ DORME BEM? .............................................. 45

▶ QUANTIDADE DE SONO IDEAL .................................... 46

▶ O BEBÊ ESTÁ COM SONO? .......................................... 46

▶ OBJETOS TRANSICIONAIS ........................................... 47

▶ SINAIS DO SONO .......................................................... 47

▶ DE COLO EM COLO O BEBÊ NÃO DORME ................. 48

▶ CAMA DOS PAIS NÃO É LUGAR DE BEBÊ .................. 48

▶ BEBÊS NÃO TÊM PROBLEMA PARA DORMIR ............. 49

▶ SEU BEBÊ CHORA AO SER COLOCADO PARA DORMIR? ........... 49

▶ COLOCANDO O BEBÊ NO BERÇO ............................... 50

▶ BEBÊS SÃO SENSÍVEIS A MUDANÇAS NO AMBIENTE ........... 51

▸ MICRODESPERTARES ..................................................................51

▸ PREPARANDO UM AMBIENTE SEGURO ...........................52

▸ *CHECK-LIST* PARA UM BOM SONO ........................................ 53

▸ A HORA DA BRUXA...................................................................54

▸ MEU BEBÊ ESTÁ CRESCENDO ........................................................55

▸ SEGURANÇA SEMPRE!..............................................................56

▸ MORTE SÚBITA..........................................................................56

▸ DISTÚRBIOS DO SONO ............................................................57

## CAPÍTULO 4 –ALIMENTAÇÃO

▸ AMAMENTAÇÃO .......................................................................61

▸ CULPA E PRESSÃO SOCIAL......................................................62

▸ RESPONSABILIDADE COMPARTILHADA..............................63

▸ O PASSO A PASSO DA AMAMENTAÇÃO..............................64

▸ LIVRE OFERTA X LIVRE DEMANDA ......................................65

▸ CÓLICAS! E AGORA? ................................................................65

▸ O QUE FAZER CONTRA AS CÓLICAS? ..................................66

▸ GLOSSÁRIO DA AMAMENTAÇÃO..........................................67

▸ INTRODUÇÃO ALIMENTAR (IA)............................................69

▸ INTRODUÇÃO ALIMENTAR TRADICIONAL (IAT) ..............70

▸ *BABY-LED WEANING* (BLW)....................................................71

▸ MÉTODO MISTO.......................................................................71

▶ UMA RELAÇÃO ALIMENTAR SAUDÁVEL ..................................................72

▶ SELETIVIDADE ALIMENTAR ..................................................73

▶ CONFORTO EMOCIONAL ..................................................73

▶ ENGASGO: PERIGO! ..................................................75

▶ REFLEXO DE GAG ..................................................76

## CAPÍTULO 5 – BANHO

▶ VÉRNIX ..................................................79

▶ A HORA DO BANHO ..................................................79

▶ PRINCIPAIS FORMAS DE BANHO ..................................................80

▶ PASSO A PASSO PARA O BANHO ..................................................82

## CAPÍTULO 6 – ESCOLHER SEM CULPA

▶ MERGULHANDO NA CULPA ..................................................87

▶ TRABALHAR OU FICAR EM CASA? ..................................................87

▶ DEDIQUE TEMPO DE QUALIDADE ..................................................88

▶ PAIS QUE TRABALHAM FORA ..................................................88

▶ FALSA COMPENSAÇÃO ..................................................89

▶ PAIS QUE FICAM EM CASA ..................................................90

▶ BUSQUE O EQUILÍBRIO ..................................................91

▶ REDE DE SUPORTE ..................................................91

CONSTRUINDO UMA JORNADA ..................................................95

Para meus pacientes, que me motivam na busca por conhecimento; para as famílias que compartilharam comigo da gestação aos primeiros anos dos seus bebês; e para aqueles bebês que, hoje, adolescentes, ressignificam meu trabalho diariamente.

"A capacidade do bebê de desenvolver um senso de identidade e autoimagem depende da consistência e da sensibilidade do cuidado que recebe."
(Donald Woods Winnicott)

É comum a família criar a expectativa de um filho perfeito. Sinto dizer que isso é impossível! Educar uma criança da Geração Alfa talvez seja o maior desafio que você já enfrentou ou enfrentará em toda a sua existência. Durante o percurso, serão muitas dúvidas sobre o que fazer ou o que dizer. Tenho certeza de que, em algum momento do nosso processo, você vai ouvir histórias e pensar: "Minha avó criou tantos filhos e não precisava de nada disso." Mas, no fim, você verá que essa é só uma justificativa para tapar o seu desconforto.

Na chegada do bebê, vivemos um turbilhão de emoções. O que antes era apenas um ideal de bebê, agora está bem ali na nossa frente e depende totalmente de nós. E agora?! Tudo o que parecia óbvio pode virar um pesadelo. Fazer escolhas e colocá-las em prática põe em risco o bem-estar da pessoa mais importante da nossa vida.

Já atendi muitas famílias que confessaram ter relutado para pedir ajuda. Quando isso acontece, a gente perde um tempo precioso. Todas as nossas escolhas geram consequências. Hoje a gente pega um brinquedo do chão; amanhã, queremos que o nosso filho organize e cuide dos brinquedos dele. Com certeza ele não dará conta disso. Afinal, ao recolher o brinquedo, transmitimos a ideia de que aquela responsabilidade é nossa e não dele. Aí, vem o caos: ele não vai querer guardar, vai chorar, se mostrar agressivo... E ressignificar esse aprendizado será ainda mais difícil do que ensiná-lo no momento certo e de maneira natural.

Sei que, às vezes, as coisas parecem tão simples quanto inatingíveis. Coragem! A solução está em nós mesmos e na compreensão do problema. Só assim podemos pensar em soluções. Lembre-se de que estamos construindo o alicerce, a base estrutural da vida do bebê. Tanto melhor é fazer uma construção saudável e sólida, não é?!

A boa notícia é: ninguém constrói nada sozinho. Por isso, não sinta culpa por não conseguir atingir a maternagem ideal! Uma boa rede de apoio e conhecimento é tudo! Quanto mais nos prepararmos, mais seguros estaremos para apoiar esse momento tão importante dos nossos filhos.

Conte comigo!

*Carol Braga*

## SEGURANÇA EMOCIONAL

No primeiro ano de vida, os bebês estão se ajustando a um mundo cheio de novas sensações, e um ambiente tranquilo pode ajudá-los a se sentirem mais seguros. Para a formação de um ser saudável, precisamos estabelecer uma rotina e construir um relacionamento afetivo que ofereça segurança ao bebê, evitando estímulos excessivos e proporcionando os cuidados necessários à saúde e ao bem-estar.

O contato pele a pele com o bebê é essencial. Carregá-lo junto ao corpo, geralmente em um *sling* ou canguru, é muito recomendado, pois ajuda a regular a temperatura corporal e os ritmos cardíaco e respiratório do bebê. Isso não significa passar o dia com o bebê no *sling*. Em casa, podemos aproveitar uns minutinhos antes do banho para esse momento pele a pele. Já seria o suficiente! O toque e o carinho são indispensáveis para o desenvolvimento neurológico e emocional do bebê. A falta disso pode resultar em atrasos em diversas áreas de desenvolvimento. Os bebês que não recebem contato e conforto adequados podem desenvolver ansiedade quando separados dos pais.

Vale ressaltar que colos que não são habituais no dia a dia da família acabam gerando insegurança. Não devemos esquecer que tudo para o bebê é muito intenso. Ele está com os sentidos "à flor da pele". Um cheiro ou uma voz diferente podem fazer com que ele precise buscar algo conhecido para se sentir seguro, gerando um processo que ele ainda não tem maturidade suficiente para viver. O ideal é mantermos os cuidados do bebê reservados às pessoas que fazem parte do núcleo familiar mais íntimo. A ausência de um ambiente acolhedor e seguro pode aumentar os níveis de estresse no bebê, e isso pode ter efeitos negativos a longo prazo.

A amamentação, o sono e o banho — marcos indispensáveis de uma rotina saudável — proporcionam nutrição, conforto físico e segurança emocional para o bebê. Isso porque, além de promover saúde e bem-estar, criam um elo emocional. Por isso, o "estar presente de corpo e alma" e o "olho no olho" são fundamentais.

A falta de respostas consistentes às necessidades do bebê pode gerar dificuldades para formar vínculos seguros no futuro. A atenção ao bebê não deve se limitar aos momentos do choro. Precisamos reagir a diversas situações para mostrar a ele diferentes respostas. Por exemplo: quando o bebê mostrar involuntariamente um sorriso, sorria de volta, brinque com ele, faça cócegas. Assim, ele aprenderá que aquela expressão está relacionada a algo prazeroso. Consequentemente, ele voltará a repetir essa expressão sempre que estiver sentindo prazer.

Observar os comportamentos do bebê pode fornecer pistas valiosas sobre o seu bem-estar emocional. Nesse sentido, as expressões faciais são comunicadores eficazes. Os sorrisos, por exemplo, indicam felicidade e conforto. Os olhos também são reveladores: os bebês que fazem contato visual e seguem objetos ou pessoas com os olhos estão se sentindo seguros e interessados no ambiente ao seu redor. Demonstrar interesse em brincar e responder ao toque e à voz dos familiares são sinais de um bom desenvolvimento emocional. Os bebês que conseguem se acalmar facilmente depois de receber carinho estão emocionalmente saudáveis. Até mesmo padrões estáveis de sono e alimentação podem indicar que o bebê está bem.

Contudo, é importante ter em mente que nós só podemos dar ao outro o que temos de sobra. Ou seja: para oferecer uma formação saudável, é preciso estar saudável; para cuidar do outro, é preciso não renunciar aos próprios cuidados; para ajudar o bebê no seu processo de desenvolvimento, é preciso aprender a receber ajuda. Assim, espero que as práticas propostas neste livro ajudem na criação de um ambiente de amor e segurança, promovendo o bem-estar de toda a família.

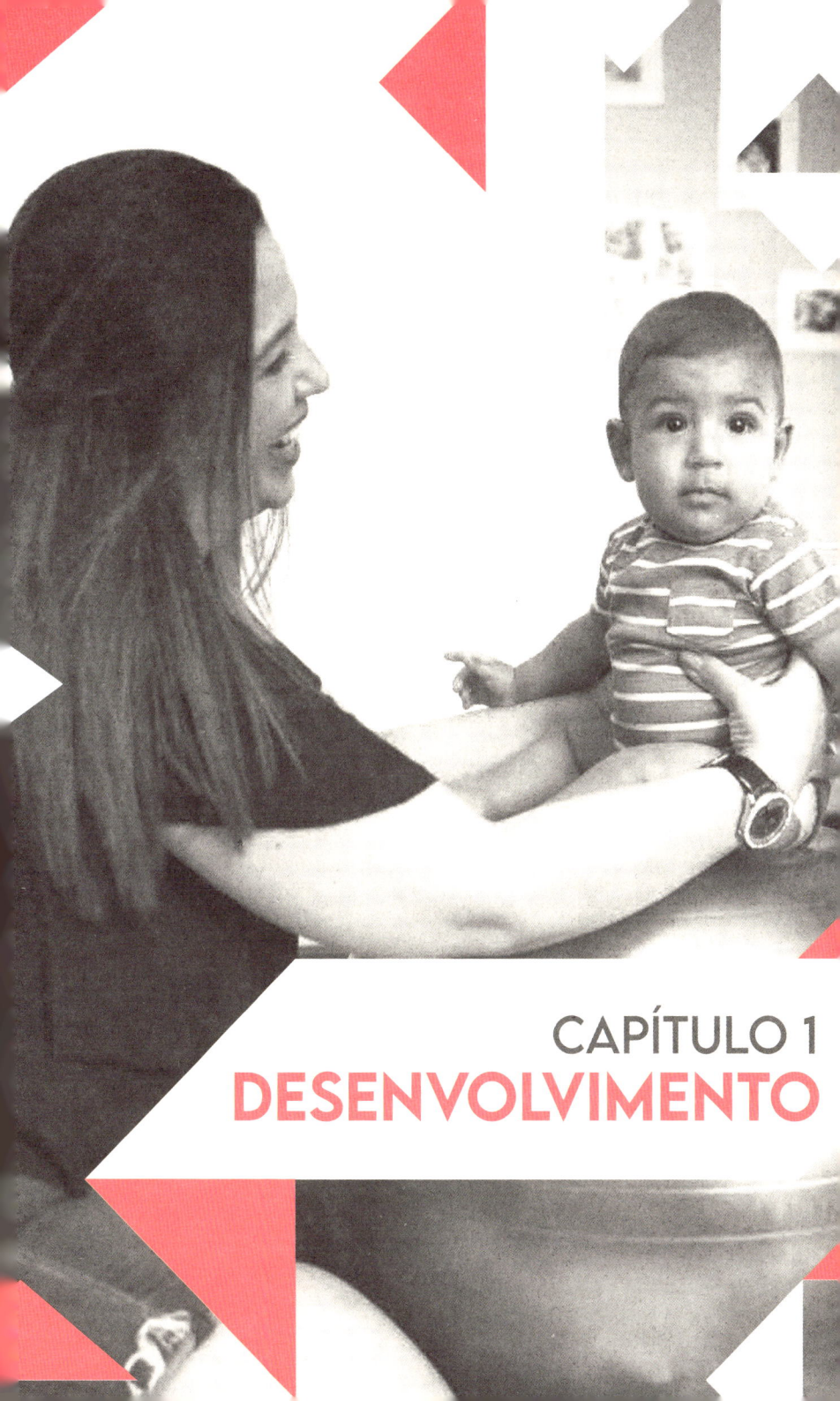

# CAPÍTULO 1
## DESENVOLVIMENTO

## ▶ DESENVOLVIMENTO CEREBRAL DE 0 A 1 ANO

O período de 0 a 1 ano é uma etapa do desenvolvimento cerebral de grande neuroplasticidade. A neuroplasticidade é a capacidade do cérebro de se reorganizar e formar novas conexões sinápticas, isto é, conexões entre neurônios, em resposta a experiências e aprendizados. No primeiro ano de vida, a neuroplasticidade é especialmente intensa por causa da formação e da reformulação muito rápidas das redes neurais.

Durante esse período, o cérebro é altamente moldável e receptivo a estímulos externos, o que é fundamental para o desenvolvimento de habilidades motoras, cognitivas, emocionais e sociais. Por isso, ==devemos expor nossos filhos tanto ao ócio quanto a diversos tipos de experiências e estímulos para promover o desenvolvimento saudável do cérebro.==

Fatores como a interação com os pais, o ambiente físico e social e a estimulação sensorial desempenham um papel crucial na formação das conexões neurais durante essa fase. Intervenções precoces e um ambiente enriquecedor maximizam o potencial de desenvolvimento das crianças. Já o tempo livre estimula a imaginação e a curiosidade, permitindo que as crianças exercitem a autonomia e o autoconhecimento.

## ▸ A HORA É AGORA!

O cérebro do bebê cresce rapidamente, com milhões de conexões sendo formadas a cada dia. Essas conexões surgem a partir de vivências. Ofereça bons estímulos para o desenvolvimento de habilidades futuras, como raciocínio e resolução de problemas.

É a interação com os pais que proporciona senso de segurança e confiança. Relacionamentos afetivos estáveis ajudam a criança a desenvolver habilidades emocionais e sociais saudáveis. Somos nós, os pais, os responsáveis pela formação de valores. Você pode e deve dizer: "Sim! Não! Pode! Não pode!".

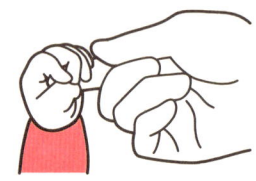

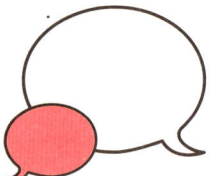

A exposição a um ambiente rico em palavras e interações verbais estimula a capacidade de comunicação da criança e o desenvolvimento da linguagem. Narre os acontecimentos e explique o universo ao redor da criança, mesmo o que possa parecer bobo, como: "Vou deitar você no trocador e trocar sua fralda".

As habilidades motoras finas e grossas se desenvolvem rapidamente. Ajude a criança a explorar o ambiente para ampliar a coordenação e a força física. Evite deixar o bebê somente no colo ou no carrinho. Procure um chão seguro e permita que o bebê explore o ambiente com autonomia.

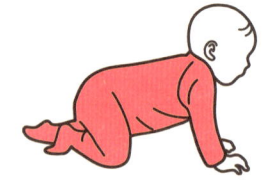

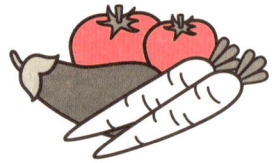

A nutrição adequada é vital para o crescimento físico e o desenvolvimento cerebral do bebê. Os cuidados de saúde apropriados previnem doenças e promovem o bem-estar geral. Alimentos naturais e de preparação caseira, sem adição de açúcar, são sempre a melhor opção.

## ▸ ESTABELECENDO LIMITES

O termo "limite" na psicologia refere-se às barreiras ou regras que são estabelecidas para orientar comportamentos e relações. Os limites são importantes para a saúde mental e o bem-estar, pois ajudam a manter um equilíbrio entre as necessidades individuais e as expectativas sociais. Na visão atual, os limites são vistos como componentes essenciais do desenvolvimento psicológico saudável.

Não devemos associar o termo limite à ideia de autoritarismo, mas sim de autoridade. E são coisas bem diferentes. Enquanto o autoritarismo está relacionado à violência e ao medo, a autoridade deve ser fundamentada no respeito e na confiança.

Estabelecer limites de maneira clara e respeitosa é fundamental para o desenvolvimento de relacionamentos saudáveis e para o autocuidado. Eles ajudam a proteger a integridade pessoal — quando ensinamos a estabelecer o que é aceitável ou não nas relações entre as pessoas —, promovem a autossuficiência, ensinam a responsabilidade e a autogestão e fomentam relações saudáveis, propiciando respeito e reciprocidade nas interações sociais.

## ▸ OS LIMITES COMEÇAM NO NASCIMENTO

No caso dos bebês, os limites são estabelecidos de maneira mais sutil e gradual, considerando seu estágio de desenvolvimento. No entanto, deve-se considerar o estabelecimento de limites desde o nascimento, o que, para muitos pais, parece impossível e inacessível, fazendo com que comecem a pensar nisso apenas mais tarde. E aí está o erro, pois os pais não enxergam a necessidade e nem a capacidade de aprendizado do bebê. Estabelecer limites desde cedo ajuda o bebê a desenvolver uma compreensão do mundo ao seu redor, construindo uma base para a saúde emocional e comportamental.

## ▶ COMO ESTABELECER LIMITES?

Os limites podem ser trabalhados gradualmente e de maneira orgânica a partir de uma ==rotina sólida== e que promova senso de segurança e previsibilidade.

Mesmo que o bebê não tenha total compreensão, é importante ensinar a ele as ==regras de comportamento.== Mostre a diferença entre comportamentos aceitáveis e inaceitáveis por meio de respostas consistentes e gentis. Por exemplo, se o bebê puxar o cabelo de alguém ou morder um colega, gentilmente afaste-o da situação e explique que isso machuca e que ninguém deve agir assim.

Os limites para bebês também envolvem a criação de um ==ambiente seguro e amoroso,== onde as necessidades básicas de segurança, nutrição e afeto são atendidas. À medida que os bebês crescem, esses limites se expandem para incluir ensinamentos sobre a interação social e a autorregulação.

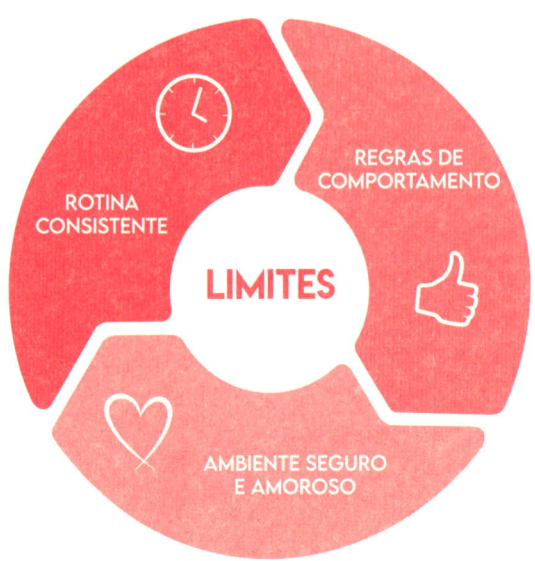

## ▶ MARCOS DE DESENVOLVIMENTO

Os marcos de desenvolvimento nos ajudam a acompanhar o desenvolvimento integral da criança e identificar possíveis atrasos. Eles também permitem que a família gere recursos para que o bebê seja estimulado e se desenvolva de maneira saudável. Vale ressaltar que os dados apresentados a seguir são um modelo padrão; afinal, cada criança tem seu tempo e suas limitações. ==Investir no desenvolvimento adequado gera impactos futuros e duradouros na saúde, na educação e no sucesso do ser!==

### MARCOS DE DESENVOLVIMENTO 0-3 MESES

**MOTOR**
- Reflexos primitivos: sucção, moro (sobressalto) e preensão palmar (mão fechada).
- Levanta a cabeça e o peito enquanto está de bruços.
- Inicia com movimentos descoordenados e migra para movimentos dos braços e pernas mais coordenados.
- Na chegada do 3.º mês, começa a abrir e fechar as mãos.

**COGNITIVO**
- Reconhece rostos e objetos familiares a distância.
- Segue objetos com os olhos.

**EMOCIONAL**
- Sorriso social.
- Responde a sons e vozes.
- Começa a imitar movimentos e expressões faciais.

**LINGUAGEM**
- Faz sons como "ooh" e "aah".
- Chora de diferentes maneiras para expressar fome, dor ou cansaço.

## MARCOS DE DESENVOLVIMENTO 4-6 MESES

| | |
|---|---|
| **MOTOR** | • Rola de barriga para as costas e vice-versa.<br>• Senta-se com apoio.<br>• Segura brinquedos e leva-os à boca.<br>• Suporta parte do peso nas pernas quando posto de pé. |
| **COGNITIVO** | • Mostra curiosidade sobre objetos, tenta pegá-los e colocá-los na boca para explorá-los. |
| **EMOCIONAL** | • Reconhece pessoas familiares e sorri para elas.<br>• Responde a emoções dos outros. |
| **LINGUAGEM** | • Balbucia sons consonantais ("ba", "da").<br>• Faz sons mais variados. |

## MARCOS DE DESENVOLVIMENTO 7-9 MESES

| | |
|---|---|
| **MOTOR** | • Senta-se sem apoio.<br>• Rasteja ou engatinha.<br>• Começa a procurar apoio e puxá-lo para ficar em pé. |
| **COGNITIVO** | • Entende o conceito de permanência do objeto (procura por brinquedos escondidos).<br>• Explora objetos de maneiras diferentes (sacudindo, batendo, jogando). |
| **EMOCIONAL** | • Pode desenvolver medo de estranhos.<br>• Pode chorar quando a mãe ou o pai saem.<br>• Mostra preferência por brinquedos e pessoas. |
| **LINGUAGEM** | • Responde ao próprio nome.<br>• Entende palavras simples, como "não" e "tchau".<br>• Usa sons para se comunicar e chamar atenção. |

## MARCOS DE DESENVOLVIMENTO 10-12 MESES

| | |
|---|---|
| **MOTOR** | • Bate palmas.<br>• Dá tchau.<br>• Pode ficar em pé sozinho.<br>• Pode andar apoiando-se em móveis (andar de lado).<br>• Primeiros passos sem ajuda. |
| **COGNITIVO** | • Usa objetos corretamente (como escovar o cabelo e beber de um copo).<br>• Explora objetos de maneira mais complexa. |
| **EMOCIONAL** | • Mostra afeição por pessoas familiares.<br>• Testa as reações dos pais às suas ações. |
| **LINGUAGEM** | • Diz palavras simples, como "mamãe" e "papai".<br>• Tenta imitar palavras.<br>• Usa gestos como acenar e apontar. Usa o "não" com a cabeça como nova forma de comunicação não verbal. |

Observação: em caso de prematuridade, deve-se usar a idade corrigida do bebê.

==Todos os marcos de desenvolvimento são importantes. Não é possível atingir determinado ponto sem passar por etapas preparatórias.== Por exemplo: o engatinhar proporciona para o bebê a habilidade de coordenar o movimento das mãos e dos olhos, que é preparatória para a percepção espacial e a sincronização dos movimentos que são funções do andar. Mesmo aqueles marcos que não parecem tão significativos são fundamentais para o desenvolvimento saudável do bebê. E, além dos desdobramentos físicos, as conquistas potencializam o emocional do bebê. Até o primeiro ano de vida, os marcos que costumam gerar mais expectativa da família são o sentar, o engatinhar e o andar.

## CONTA, CAROL!

Minha filha Stella nasceu com 35 semanas e 6 dias. Seu primeiro mês foi tranquilo. Mesmo durante a pandemia de Covid-19, a casa permanecia muito movimentada, seus irmãos corriam de um lado para o outro e todos estavam felizes. No entanto, a cada filho vamos ficando mais maduros e minha experiência profissional fez com que eu estivesse alerta. Já no segundo mês, comecei a perceber que a Stella não acompanhava os marcos do desenvolvimento: ela não lateralizava o corpo e, quando de bruços, não sustentava a cabeça erguida.

Sem nenhum progresso, no terceiro mês resolvi agir! Conversei com o pediatra, que não me deu atenção e achou minha preocupação precoce. Meu marido e minha família, apesar de também acharem muito cedo, me apoiaram na decisão de buscar ajuda.

Imediatamente levamos a Stella para realizar uma avaliação com a neuropediatra e a fisioterapeuta. Iniciamos sessões diárias de fisioterapia e terapia ocupacional (TO). Além disso, mobilizamos nossa rede de apoio para cumprir as propostas colocadas pela equipe terapêutica. Nesse ponto, eu já imaginava que a Stella poderia apresentar dificuldades na fala. Afinal, tudo se conecta!

Com tantas intervenções, a Stella evoluía no limite de tempo esperado para sua idade cronológica. Aos 8 meses, confirmei que seu processo de fala era empobrecido. Começamos a terapia com a fonoaudióloga e a psicomotricista. Seus balbucios vieram com 9 meses; suas primeiras palavras, com 1 ano e 6 meses.

Aos 2 anos, comemoramos sua alta da fisioterapia. Ela andava com boa postura e mostrava habilidade em seus movimentos. Hoje, Stella tem 4 anos e faz 4 sessões de terapia por semana. Ela permanece com dificuldades na fala, mas tem excelente capacidade de comunicação.

Tudo que conquistamos ao longo desses anos é resultado de uma intervenção precoce. Temos certeza de que observar os marcos e agir sem demora é essencial para um bom desenvolvimento da criança.

## ▸ DESBRAVANDO O AMBIENTE

Sentar, engatinhar e andar são importantes marcos de desenvolvimento. No âmbito emocional, ==à medida que o bebê se torna mais ágil, ele ganha confiança em suas próprias capacidades e fortalece a sensação de independência, expandindo a curiosidade e contribuindo para a formação de uma autoimagem positiva.== Ao se mover como um verdadeiro explorador do desconhecido, o bebê aprende sobre o mundo ao seu redor, e essa aventura repleta de descobertas é fundamental para um desenvolvimento global.

Durante esse processo, é importante se manter vigilante para garantir a segurança do bebê, uma vez que ele pode alcançar novos lugares e objetos. A partir desse momento, a ansiedade e a preocupação tendem a estar mais presentes no dia a dia dos pais. Para "aliviar" a tensão da vigilância, procure entender esse momento como uma oportunidade de brincar e interagir fisicamente com o bebê enquanto ele explora o mundo. Os pais costumam ter muito orgulho e felicidade ao ver seu filho alcançar marcos de desenvolvimento. São processos naturais que promovem maior conexão e fortalecem o vínculo entre os pais e o bebê.

## ▸ O SENTAR

Por volta dos 4 a 5 meses, o bebê consegue se sentar com apoio, seja de almofadas ou dos pais. Ele ainda não tem controle total do tronco e precisa de ajuda para manter o equilíbrio.

Por volta dos 6 a 8 meses, o bebê geralmente começa a se sentar sem apoio por períodos curtos. Ele gradualmente desenvolve a força e o equilíbrio necessários para se manter sentado sozinho por mais tempo.

Sentar requer o uso de músculos do tronco, das costas e do pescoço. À medida que o bebê pratica essa posição, esses músculos se fortalecem, ajudando na preparação para movimentos futuros.

A habilidade de se sentar envolve coordenação motora e equilíbrio. O bebê precisa aprender a distribuir o peso de forma equilibrada e a coordenar os movimentos para se manter sentado, o que é fundamental para o desenvolvimento motor. Sentar ajuda o bebê no controle sobre sua postura e movimento, contribuindo para o desenvolvimento da estabilidade do corpo.

Quando pensamos em desenvolvimento emocional e cognitivo, podemos dizer que sentar permite que o bebê explore o ambiente de uma nova perspectiva. Isso pode aumentar a sensação de independência, já que ele consegue olhar ao redor e interagir com pessoas e objetos de forma mais ativa.

Com a nova posição, o bebê pode ver mais facilmente o rosto das pessoas ao seu redor, facilitando a interação social e o desenvolvimento da comunicação. Isso pode estimular o reconhecimento facial, a compreensão de expressões emocionais e a troca de olhares.

O sentar possibilita que o bebê alcance e manipule objetos mais facilmente, incentivando a exploração e a curiosidade. Assim, o bebê começa a aprender sobre causa e efeito, tamanho, forma e textura dos objetos.

## ▶ O ENGATINHAR

O bebê geralmente começa a engatinhar entre os 6 e 10 meses de idade. Em termos físicos, ocorre um desenvolvimento muscular significativo, pois engatinhar fortalece os músculos dos braços, das pernas, das costas e do pescoço e ajuda na coordenação entre os membros superiores e inferiores.

Engatinhar também desenvolve o equilíbrio, e aprender a se equilibrar em quatro apoios é fundamental para um movimento que será desenvolvido no futuro: o andar. Outro benefício está relacionado à percepção espacial, pois, ao explorar o ambiente, o bebê passa a compreender melhor a distância e a profundidade.

## ▸ O ANDAR

O andar geralmente se inicia entre os 9 e 18 meses de idade e envolve uma série de habilidades que o bebê desenvolve gradualmente. Antes, o bebê precisa desenvolver o controle da cabeça e do tronco. Isso começa com o fortalecimento dos músculos do pescoço, seguido pela capacidade de sentar-se sem apoio. O bebê começa a se levantar com o apoio de móveis ou de pessoas, e essa etapa é importante para o fortalecimento das pernas e para desenvolver o equilíbrio. Com o tempo, o bebê começa a dar passos enquanto se segura em móveis ou nas mãos dos pais, até que, finalmente, ele tenta dar seus primeiros passos sozinho.

O processo de aprendizagem pode ser instável no início, mas, com prática, o bebê ganha confiança e equilíbrio. Ele enfrenta e supera desafios, como quedas e tropeços. Isso pode ser frustrante, mas é parte importante do aprendizado e da resiliência.

Essa nova habilidade permite que o bebê interaja mais ativamente com as pessoas e explore o mundo de outras maneiras, fomentando sua curiosidade e a vontade de descobrir coisas novas.

## ▸ O QUE É SALTO DE DESENVOLVIMENTO?

Dizemos que uma criança passa por um salto de desenvolvimento quando ocorre uma rápida e significativa mudança em suas habilidades físicas, cognitivas, emocionais e sociais. Por exemplo, por volta de 1 ano de idade, ao atingir o período de andar, ela precisa ter maturidade suficiente para iniciar o processo de coordenar diferentes habilidades a fim de realizar a nova ação. Entender e administrar o salto de desenvolvimento é desafiador para a criança. ==Ela deve aprender a lidar com esse pacote de novas informações, e esse processo tende a causar angústia e irritabilidade durante alguns dias. Nesse momento, a criança precisa de um ambiente seguro e estimulante, fundamentado em conforto e encorajamento.==

Alguns pais usam o salto de desenvolvimento para justificar exceções na rotina por causa da irritabilidade do bebê: "Meu bebê está no meio de um salto, por isso ele está acordando a noite toda". Mas será isso mesmo ou precisamos entender melhor a importância de se manter uma rotina consistente?

## ▶ A IMPORTÂNCIA DAS VACINAS

É compreensível que os pais tenham medo de que a aplicação de vacinas possa causar algum sofrimento ao bebê. No entanto, a maioria das crianças sente apenas um breve desconforto durante a aplicação, que não costuma causar nenhum trauma duradouro. Além disso, os profissionais de saúde são treinados para administrar as vacinas de maneira rápida e eficiente. Dar colo, amamentar, utilizar uma música ou até levar um brinquedo pode gerar conforto emocional para o bebê no momento da vacinação.

A proteção contra doenças graves e potencialmente fatais compensa amplamente o desconforto momentâneo. As vacinas garantem o desenvolvimento saudável estimulando o sistema imunológico a reconhecer e combater agentes infecciosos específicos. Outro aspecto importante é que as vacinas são seguras e rigorosamente testadas antes de serem aprovadas para uso.

## ▸ CALENDÁRIO BÁSICO DE VACINAÇÃO

**Logo depois do nascimento**, o bebê recebe a vacina BCG, que protege contra formas graves de tuberculose, como a meningite tuberculosa e a tuberculose miliar. Ainda na maternidade, a criança recebe a primeira dose da vacina contra hepatite B, essencial para prevenir infecções do fígado causadas pelo vírus da hepatite B, que pode evoluir para doenças crônicas graves.

Aos **2 meses**, a criança recebe a primeira dose da vacina tetravalente (DTP + Hib), que oferece proteção contra quatro doenças: difteria, tétano, coqueluche, hepatite B e infecções por *Haemophilus influenzae* tipo B, como a meningite e outras infecções invasivas. Também é aplicada a primeira dose da vacina VIP, que é inativada e protege contra a poliomielite, prevenindo a paralisia infantil. Além disso, a criança recebe a primeira dose da vacina VORH, que protege contra o rotavírus, um causador comum de diarreia grave em bebês. Nesse mesmo mês, a criança toma a primeira dose da vacina pneumocócica, que previne contra infecções causadas pelo pneumococo, como pneumonia, meningite e otite, e a primeira dose da vacina meningocócica C, que protege contra a meningite causada pelo meningococo C.

Aos **4 meses**, são repetidas as vacinas aplicadas aos dois meses. Assim, para reforçar a imunidade, a criança recebe a segunda dose da vacina tetravalente (DTP + Hib), da vacina VIP, da vacina VORH, da vacina pneumocócica e da vacina meningocócica C.

Aos **6 meses**, a criança deve receber a terceira dose da vacina tetravalente (DTP + Hib) e da vacina VIP, completando o esquema básico dessas vacinas. A proteção contra difteria, tétano, coqueluche, hepatite B, infecções por *Haemophilus influenzae* tipo B e poliomielite é consolidada.

Aos **9 meses**, a criança recebe a vacina contra a febre amarela, doença viral transmitida por mosquitos e que pode ser grave. A vacinação contra a febre amarela é especialmente relevante em regiões onde há circulação do vírus.

Ao completar **1 ano**, a criança deve receber a primeira dose da vacina tríplice viral, que oferece proteção contra sarampo, rubéola e caxumba.

## ▶ O QUE É EXTEROGESTAÇÃO?

A exterogestação é um conceito que se refere ao período de desenvolvimento do bebê fora do útero. Esse período tão relevante, que é comparável ao período de gestação intrauterina, baseia-se na ideia de que ==o recém-nascido ainda necessita de um ambiente que simule as condições que ele tinha dentro do útero para continuar seu desenvolvimento físico, emocional e neurológico== de maneira adequada.

A exterogestação geralmente é considerada nos primeiros meses de vida do bebê, especialmente nos primeiros três meses. Nessa fase, o bebê ainda está se adaptando ao mundo externo, e, para um impacto significativo no seu desenvolvimento emocional e psicológico, é preciso ir além de atender as suas necessidades, adicionando afeto, atenção e dedicação para estabelecer elos e momentos gostosos durante o cuidado. Deve-se estimular de maneira adequada, valorizar o contato físico, fortalecer os vínculos e oferecer conforto.

Quando a exterogestação não é bem vivida, pode ocasionar alguns problemas emocionais e de desenvolvimento ao longo da vida, como falta de confiança e baixa autoestima.

## ▶ O QUE É ANGÚSTIA DA SEPARAÇÃO?

A angústia da separação, ou crise dos 8 meses do bebê, é uma fase do desenvolvimento infantil em que o bebê demonstra desconforto e ansiedade quando separado dos pais. Isso ocorre devido ao seu desenvolvimento cognitivo e emocional.

O bebê começa a desenvolver um apego forte aos seus pais e a perceber que eles são seres independentes e podem se afastar ou sumir. No entanto, ele ainda não desenvolveu a compreensão de que a ausência pode ser temporária e que os pais vão retornar, o que gera ansiedade e medo.

Ele aprenderá gradualmente que os objetos (pessoas, brinquedos, móveis, etc.) continuam a existir mesmo não estando mais visíveis. Esse conceito, tratado pelo pensador Jean Piaget, é chamado de permanência do objeto e marca o início da habilidade de formar representações mentais do mundo. Uma boa brincadeira para desenvolver essa capacidade é o esconde-achou.

A angústia da separação é uma parte saudável e normal do desenvolvimento emocional de um bebê. ==Ela indica que o bebê está formando vínculos de apego e que está desenvolvendo a capacidade de reconhecer e se lembrar dos familiares.== Também é um sinal de que ele está começando a entender que é um ser independente. Para ajudar o bebê a passar por essa fase de forma mais tranquila, podemos adotar algumas estratégias:

- Estabeleça rotinas consistentes, pois isso traz previsibilidade.
- Faça despedidas curtas e calmas.
- Nunca saia da presença da criança sem avisar.
- Tenha um objeto de conforto, como um brinquedo ou uma naninha para aconchegar.

- Antes de sair de casa, deixe exposta uma fotografia. Quando voltar, guarde a fotografia. Assim, a criança saberá se você está ou não em casa e aprenderá que você vai retornar, gerando previsibilidade.

- Quando estiver no mesmo local, mas em ambientes diferentes, afirme sua presença com a voz. Isso ajuda o bebê a se acostumar com a ausência.

- Aumente gradualmente o tempo que ficará longe.

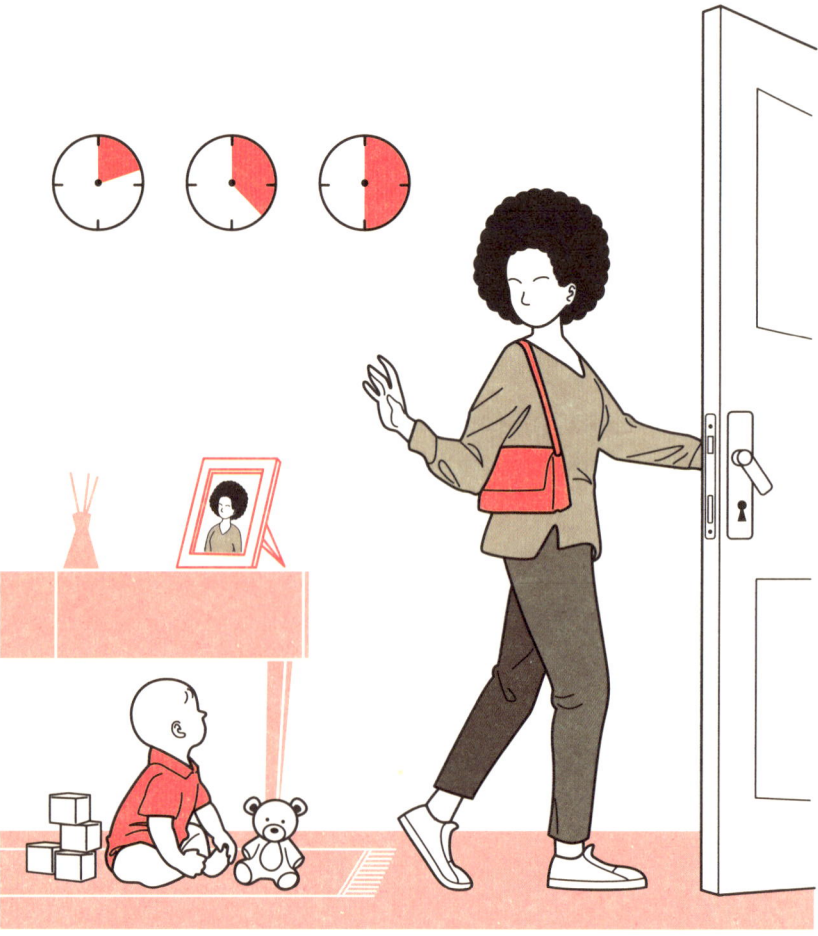

## ▶ BRINQUEDOS E BRINCADEIRAS

Para Piaget, durante os estágios de desenvolvimento, a criança constrói esquemas mentais que a auxiliam a organizar e interpretar informações. Quando ocorrem novas experiências, ela tenta acomodar as informações nos esquemas já criados. Caso isso não seja possível, ela cria novos esquemas. Assim, esses esquemas ficam mais complexos ao longo dos anos. Esse processo é contínuo e dinâmico.

Entre 0 e 1 ano, os pequenos aprendem sobre o mundo por meio das percepções sensoriais e das ações motoras. Por isso, ==é tão importante que a rotina contemple atividades que estimulem a visão, a audição, o tato e as operações de agarrar, morder e caminhar.==

Observe as tabelas a seguir com sugestões de brinquedos e brincadeiras para estimular o desenvolvimento do bebê.

### 0-3 MESES

- Ler livros infantis incluindo os de alto contraste.
- Reproduzir e cantar músicas.
- Oferecer massagem corporal.
- Fazer sons com a boca e caretas.
- Tocar instrumentos musicais.
- Proporcionar tempo de barriga (*tummy time*): colocar o bebê de barriga para baixo por curtos períodos para fortalecer os músculos do pescoço e das costas.
- Deixar o bebê livre no tapete de atividades.

## 4-6 MESES

- Ler livros infantis.
- Reproduzir e cantar músicas.
- Tocar instrumentos musicais.
- Expor a criança a espelhos para que ela possa observar o próprio reflexo.
- Oferecer brinquedos de agarrar e de apertar.
- Oferecer mordedores.
- Brincar de esconde-achou e de aviãozinho.
- Mediar a interação com diferentes texturas: bolinhas, tecidos, lixa, esponja, grãos, etc.

## 7-9 MESES

- Ler livros infantis.
- Reproduzir e cantar músicas.
- Tocar instrumentos musicais.
- Brincar de rolar bolas.
- Oferecer blocos de construção gigantes, brinquedos que fazem barulho e com dinâmicas de puxar e empurrar.
- Brincar com água.
- Explorar caixas.

## 10-12 MESES

- Ler livros infantis.
- Reproduzir e cantar músicas.
- Tocar instrumentos musicais.
- Oferecer cubos de atividades.
- Brincar com bolas e jogos de encaixar.
- Dançar.

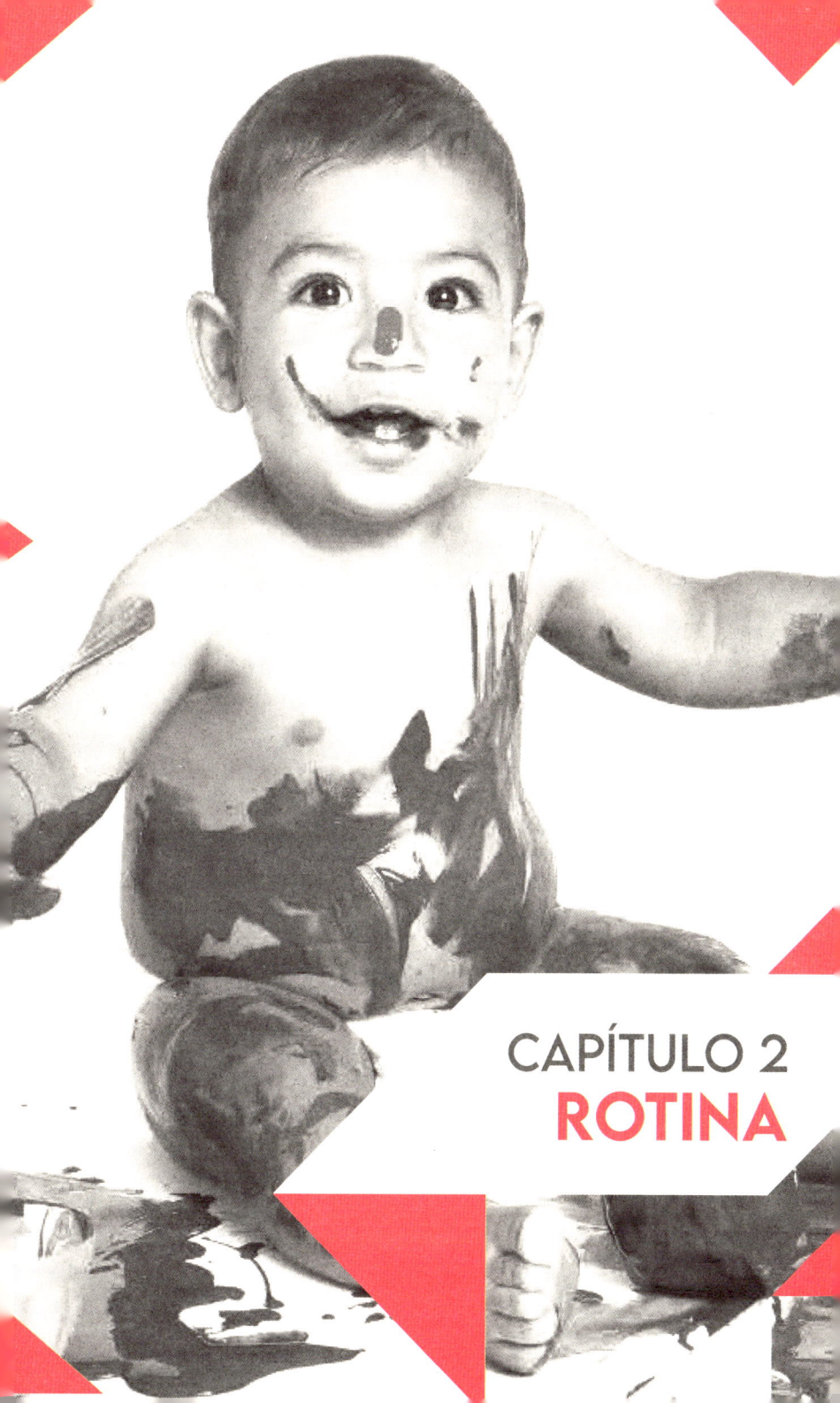

CAPÍTULO 2
**ROTINA**

## ▶ O ALICERCE

Rotina é fazer as mesmas coisas, nos mesmos horários e do mesmo modo. A rotina é segurança. É na construção da rotina que são estabelecidos os alicerces para o sucesso de todo e qualquer processo. A rotina proporciona segurança física e emocional, além de definir a qualidade de vida de toda a família. Com uma boa rotina, o adulto consegue dar conta de suas tarefas diárias e do cuidado com o bebê e com ele mesmo. Os cuidados básicos de cada um da família precisam fazer parte da rotina para que ela se estabeleça de maneira saudável.

## ▶ COMO ESTABELECER A ROTINA?

Os principais marcos da rotina são a alimentação, o sono e o banho. Não dá para construir a rotina aos poucos ou em partes, ou seja, de maneira fragmentada. Os processos dependem uns dos outros e devem funcionar de maneira coordenada. O banho interfere no sono, o sono interfere na alimentação e assim por diante.

Para estabelecer uma rotina, os marcos devem ser seguidos rigorosamente durante três dias. É um período suficiente para o bebê se acostumar com os sinais e entrar no ritmo. Nesse processo, considerando minha experiência, é aceitável uma variação de apenas 15 minutos para o início da atividade planejada. Dessa forma, a mudança de horário não caracteriza uma quebra da rotina. Os três primeiros dias serão difíceis, até o bebê se adaptar aos horários. Não perca as metas de vista! É melhor não dormir uma noite do que não dormir para sempre.

Além de gerar previsibilidade para a criança, a rotina significa para o adulto a liberdade do autocuidado, de poder fazer algo que gere prazer, e a possibilidade de receber ajuda de amigos ou familiares, uma vez que o bebê terá hábitos e horários preestabelecidos.

### ▶ O SEGREDO DA PREVISIBILIDADE

Com a rotina, o bebê é capaz de internalizar determinados sinais do dia a dia e responder a eles. Mudar de ambiente, alterar a luminosidade, ouvir uma música específica, fazer uma oração são exemplos de marcadores para sinalizar previsibilidade ao bebê. Ele começa a entender "o que vem depois" e relaxa. Ele aprende de maneira orgânica que, quando a luminosidade diminui, acontece o banho, por exemplo; depois do banho, ele é alimentado, e assim por diante. Dessa forma, ele passa a viver no ritmo estabelecido.

### ▶ QUEBRANDO A ROTINA

Tão importante quanto estabelecer a rotina é saber quando e como quebrar a rotina. Não é preciso abrir mão de viver ou privar o bebê do contato com o novo. A quebra da rotina pode gerar benefícios para toda a família, estimulando a criatividade e a habilidade de lidar com o imprevisível. ==É importante destacar que essa quebra só pode acontecer depois que uma rotina consistente tenha sido estabelecida.==

Para cada ônus um bônus, mas para cada bônus um ônus. Não dá para quebrar a rotina sem consequências. É preciso escolher as experiências mais importantes para cada família e cuidar para que a exceção não vire a regra, pois suspender os marcos da rotina por três dias consecutivos pode significar ter que estabelecê-la toda novamente.

## ▸ PODEMOS JANTAR FORA OU VIAJAR?

Na exceção, a prioridade é o bem-estar da família. Contudo, ao voltar para casa, devemos retomar a rotina imediatamente. Por exemplo, se saímos para almoçar, o bebê vai mamar e tirar a soneca no momento que for possível.

Entretanto, na volta para casa, se for a hora de mamar, o bebê deve mamar no horário estabelecido na rotina, mesmo que a última mamada tenha sido poucos minutos antes.

Em casos de viagens ou período mais longos fora de casa, o ideal é tentar preservar os marcos da rotina. O mais importante é o processo, não o lugar. Talvez você não consiga água quentinha para o banho, mas é possível recriar a sensação de bem-estar. Pode ser que você não consiga o silêncio e o berço, mas é possível oferecer descanso. Por exemplo, se der o horário de dormir, mesmo que o banho não seja possível, continue como se estivesse em casa: troque a fralda, coloque o pijama, cante uma música, dê a naninha e coloque o bebê para dormir mesmo que seja no carrinho. Ou se der o horário do almoço, pare onde estiver, mesmo que seja num passeio sem o cadeirão, e alimente o bebê.

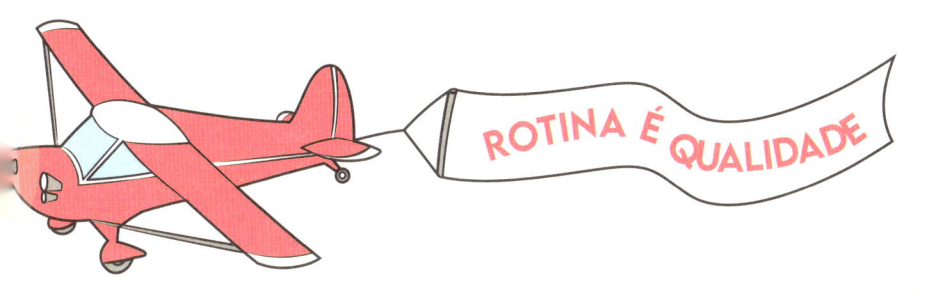

*ROTINA É QUALIDADE*

## ▶ SUGESTÃO DE ROTINA PARA RECÉM-NASCIDO

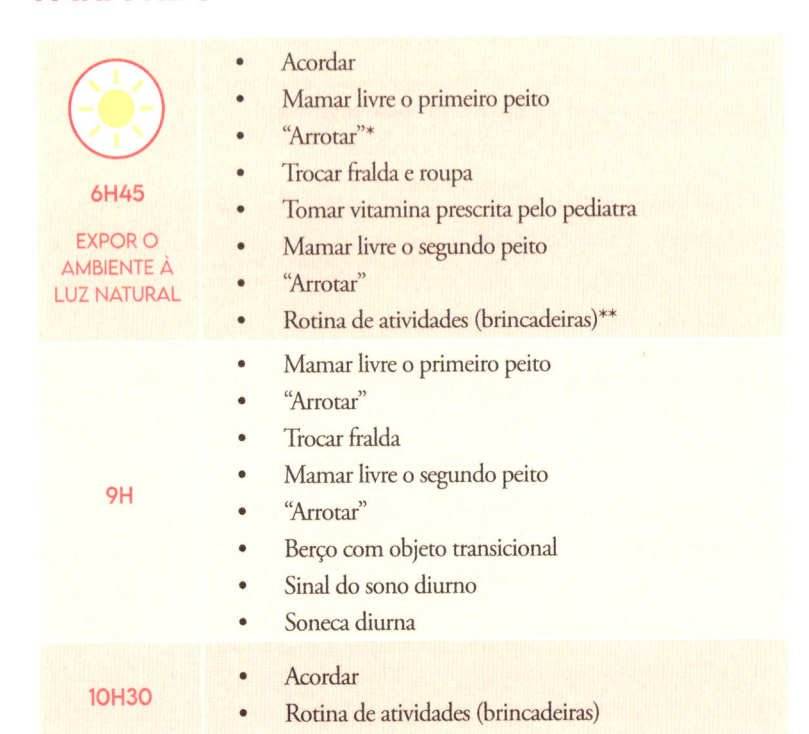

| | |
|---|---|
| **6H45**<br><br>EXPOR O AMBIENTE À LUZ NATURAL | • Acordar<br>• Mamar livre o primeiro peito<br>• "Arrotar"*<br>• Trocar fralda e roupa<br>• Tomar vitamina prescrita pelo pediatra<br>• Mamar livre o segundo peito<br>• "Arrotar"<br>• Rotina de atividades (brincadeiras)** |
| **9H** | • Mamar livre o primeiro peito<br>• "Arrotar"<br>• Trocar fralda<br>• Mamar livre o segundo peito<br>• "Arrotar"<br>• Berço com objeto transicional<br>• Sinal do sono diurno<br>• Soneca diurna |
| **10H30** | • Acordar<br>• Rotina de atividades (brincadeiras) |
| **12H** | • Mamar livre o primeiro peito<br>• "Arrotar"<br>• Trocar fralda<br>• Mamar livre o segundo peito<br>• "Arrotar"<br>• Berço com objeto transicional<br>• Sinal do sono diurno<br>• Soneca diurna |
| **13H30** | • Acordar<br>• Rotina de atividades (brincadeiras) |

## DESENVOLVIMENTO SAUDÁVEL DE 0 A 1 ANO

**15H**
- Mamar livre o primeiro peito
- "Arrotar"
- Trocar fralda
- Mamar livre o segundo peito
- "Arrotar"
- Berço com objeto transicional
- Sinal do sono diurno
- Soneca diurna

**16H30**
- Acordar
- Rotina de atividades (brincadeiras)

**18H**
**ESCURECER O AMBIENTE\*\*\***
- Mamar livre o primeiro peito
- "Arrotar"
- Tomar banho
- Trocar
- Mamar livre o segundo peito
- "Arrotar"
- Sinal do sono noturno
- Dormir

**23H30\*\*\*\***
- Mamar (totalmente no escuro, sem tirar do quarto, não trocar a fralda e não conversar)
- "Arrotar"
- Sinal do sono noturno
- Dormir

**03H30**
- Mamar (totalmente no escuro, sem tirar do quarto, não trocar a fralda e não conversar)
- "Arrotar"
- Sinal do sono noturno
- Dormir

\*Nem todo bebê arrota, mas mantê-lo na posição de arroto é fundamental. Observe a posição correta e converse com seu pediatra sobre o tempo adequado para o seu bebê.
\*\* Não deixe de planejar as brincadeiras. Isso evitará que você se perca no processo e ajudará para que outros cuidadores compreendam com facilidade esse momento da rotina.
\*\*\*Utilize apenas um abajur ou algum tipo de luz indireta.
\*\*\*\* Até 30 dias do nascimento do bebê, consideramos duas mamadas noturnas. Depois desse período, é sugerido fazer uma redução gradual das mamadas noturnas, passando para uma mamada até a retirada total aos 90 dias.

# ▶ SUGESTÃO DE ROTINA PARA 1 ANO

| | | |
|---|---|---|
| ☀️ **7H**<br>EXPOR O AMBIENTE À LUZ NATURAL | • Acordar<br>• Mamar ou café da manhã<br>• Trocar de fralda e de roupa<br>• Cuidar da higiene bucal<br>• Ajudar no processo de organização do ambiente<br>• Brincar | |
| **9H** | • Lanche matutino<br>• Brincar | |
| **11H30** | • Ajudar a organizar o local da refeição<br>• Almoçar<br>• Tirar a mesa<br>• Cuidar da higiene bucal<br>• Trocar a fralda<br>• Sinal do sono diurno<br>• Soneca diurna | |
| 🌅 **14H** | • Acordar<br>• Trocar fralda<br>• Lanche vespertino<br>• Brincar | |
| **17H** | • Ajudar a organizar o local da refeição<br>• Jantar<br>• Tirar a mesa<br>• Brincar | |
| 🌙 **18H**<br>ESCURECER O AMBIENTE | • Ajudar a organizar o quarto e o banho<br>• Tomar banho<br>• Trocar<br>• Mamar (se ainda o fizer)<br>• Cuidar da higiene bucal completa<br>• Sinal do sono noturno<br>• Dormir | |

# CAPÍTULO 3
## SONO

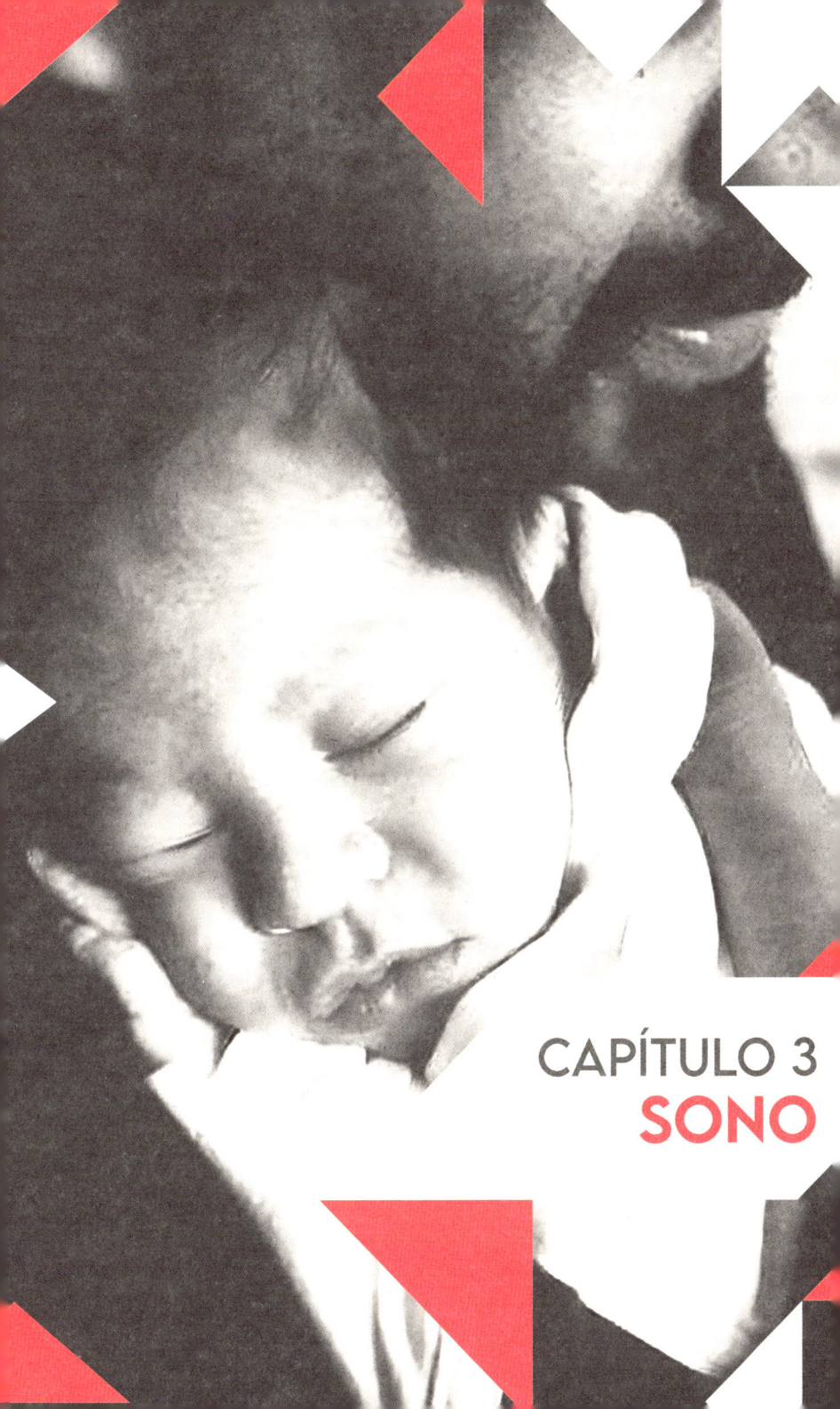

## ▶ O PAPEL DO SONO

Dormir bem é fundamental em qualquer idade. O descanso garante disposição no dia seguinte, recupera todos os órgãos do corpo, consolida a memória e amadurece o Sistema Nervoso Central. Funções relacionadas ao metabolismo anabólico e à secreção hormonal também ocorrem enquanto dormimos. Segundo a Organização Mundial da Saúde (OMS): quatro em cada dez brasileiros não dormem bem.

Na infância, o sono tem um papel extremamente importante para o desenvolvimento corporal. Durante o sono, cerca de 90% dos processos de síntese do hormônio do crescimento são realizados. Mas, para isso, não basta fechar os olhos. O cérebro precisa entrar em um estado tal que o torne capaz de atingir diversas fases do sono, do cochilo ao sono profundo.

## ▶ SEU BEBÊ DORME BEM?

Problemas de sono entre as crianças são comuns. Na maioria das vezes, essas dificuldades podem ser decorrentes de maus hábitos de sono, e a orientação dos pais é a estratégia central de prevenção e tratamento.

==Quando o bebê dorme mal, uma das principais consequências é o desequilíbrio psíquico da família.== Uma família que tem um bebê que não aprendeu a dormir se desorganiza em todos os níveis, gerando irritabilidade, relações turbulentas, angústia e sensação de culpa exagerada. A saúde física também pode ser afetada; afinal, o sono de todos pode ser prejudicado.

## ▸ QUANTIDADE DE SONO IDEAL

Em cada fase da vida, é necessária uma determinada quantidade de sono para manter a saúde (ver tabela orientativa). Essa demanda é variável e deve respeitar as necessidades do bebê.

| IDADE | NOITE | DIA | TOTAL |
|---|---|---|---|
| 1 mês | 8h30min | 7h (3 sonecas) | 15h30min |
| 3 meses | 10h | 5h (3 sonecas) | 15h |
| 6 meses | 11h | 3h45min (2 sonecas) | 14h45min |
| 9 meses | 11h | 3h (2 sonecas) | 14h |
| 12 meses | 11h15min | 2h30min (1 soneca) | 13h45min |

## ▸ O BEBÊ ESTÁ COM SONO?

As manifestações do sono em bebês podem variar, mas algumas das mais comuns incluem:
- Esfregar os olhos.
- Bocejar.
- Ficar irritado ou choroso sem motivo aparente.

- Desviar o olhar ou perder o interesse em brincar.
- Ficar mais quieto ou mover-se mais devagar.
- Ter dificuldade em manter o foco ou parecer distraído.
- Parar de se alimentar ou começar a sugar mais lentamente.

Identificar esses sinais pode ajudar os pais a estabelecer uma rotina de sono e garantir que o bebê descanse adequadamente.

## ▸ OBJETOS TRANSICIONAIS

Na psicologia, objetos transicionais são itens físicos que ajudam as crianças a fazerem a transição da dependência dos pais para a autonomia emocional. Esses objetos oferecem conforto e segurança, especialmente durante momentos de mudança ou estresse.

O conceito foi introduzido pelo pediatra e psicanalista Donald Woods Winnicott, que acreditava que esses objetos auxiliam no desenvolvimento da capacidade de lidar com a ausência da figura materna e promovem a formação de um senso de autocontrole e independência.

Objetos como cobertores, naninhas, chupetas e brinquedos são facilitadores do processo do sono. Por meio desses itens físicos, é possível concretizar a sensação de conforto e segurança para o bebê.

## ▸ SINAIS DO SONO

Devemos criar identidades específicas para o sono diurno e o sono noturno. Assim, o bebê saberá se será uma soneca ou um período mais longo de descanso. Além de controlar a luminosidade, é possível criar atos simbólicos diferentes gerando memórias afetivas, isto é, os sinais do sono. Durante o dia, pode ser um beijo; à noite, pode ser uma canção ou oração, por exemplo.

## ▶ DE COLO EM COLO O BEBÊ NÃO DORME

Só dorme bem quem está seguro! Essa frase vale para todos, principalmente para os bebês. O sono é o momento de maior vulnerabilidade, e, por isso, o colo deve ser familiar e o ambiente do bebê tem que ser preservado para que se torne cada vez mais familiar. Os pais que não deixam pessoas não íntimas pegarem o bebê no colo não são chatos, são zelosos! Eles estão apenas mantendo o bebê restrito ao círculo mais íntimo, em que ele reconhece os cheiros, os tons das vozes, as formas e intensidades dos toques, e se sente seguro.

## ▶ CAMA DOS PAIS NÃO É LUGAR DE BEBÊ

A cama dos pais não é lugar de bebê, e os motivos são claros: perigo de queda, risco de sufocamento e de superaquecimento, distúrbios do sono (dormir na mesma cama dos pais pode interferir no padrão de sono do bebê, dificultando a transição para dormir sozinho no futuro). Há também aspectos emocionais que devem ser considerados, uma vez que dormir no próprio espaço ensina independência e promove a capacidade de autorregular o sono. Além disso, a presença constante do bebê na cama dos pais pode afetar o relacionamento do casal, interferindo no tempo de intimidade e diminuindo o tempo de descanso dos adultos.

Durante os primeiros quinze dias, devemos colocar o bebê para dormir por perto, no mesmo quarto dos pais, ocupando um berço ou um moisés. Esses espaços de dormir são projetados para ser seguros e reduzir riscos, enquanto a cama dos pais não oferece as mesmas garantias.

Depois desse período e da liberação do pediatra, o ideal é que os pais não permaneçam no quarto depois que o bebê pegar no sono. Nesse caso, é preciso monitorar o ambiente de perto e com atenção. Uma babá eletrônica pode ajudar bastante e evitar a interrupção do sono.

## ▸ BEBÊS NÃO TÊM PROBLEMA PARA DORMIR

Os bebês têm ciclos de sono mais curtos e irregulares, precisando de tempo para desenvolver um padrão de sono mais consistente. Embora dormir seja um processo biológico natural, ao estabelecermos a rotina desde o nascimento, os bebês aprendem de maneira orgânica a regular o sono.

Para desenvolver hábitos de sono saudáveis, precisamos gerar informações adequadas que passem segurança para o bebê. Muitas vezes não sabemos ensinar o bebê a dormir.

## ▸ SEU BEBÊ CHORA AO SER COLOCADO PARA DORMIR?

Essa resistência se deve ao rompimento da memória afetiva da fase intrauterina: calor, falta de movimento, escuta do coração. Nos primeiros dias é normal que ele chore. É preciso continuar o processo para mostrar ao bebê que você está seguro e sabe que aquela ação proporcionará bem-estar a ele.

Comece lateralizando ou inclinando o bebê para encostá-lo aos poucos no berço. Evitar movimentos que causem a sensação de queda faz com que ele se sinta seguro ao ser colocado no berço.

Outras alternativas que podem ajudar a gerar conforto são: colocar o ruído branco, fazer uma leve pressão no corpinho ou simular um leve balançar ainda dentro do berço. Espere alguns minutos até que ele se acalme, e pare as intervenções para o bebê dormir sozinho.

SAÚDE EMOCIONAL DA FAMÍLIA

# ▶ COLOCANDO O BEBÊ NO BERÇO

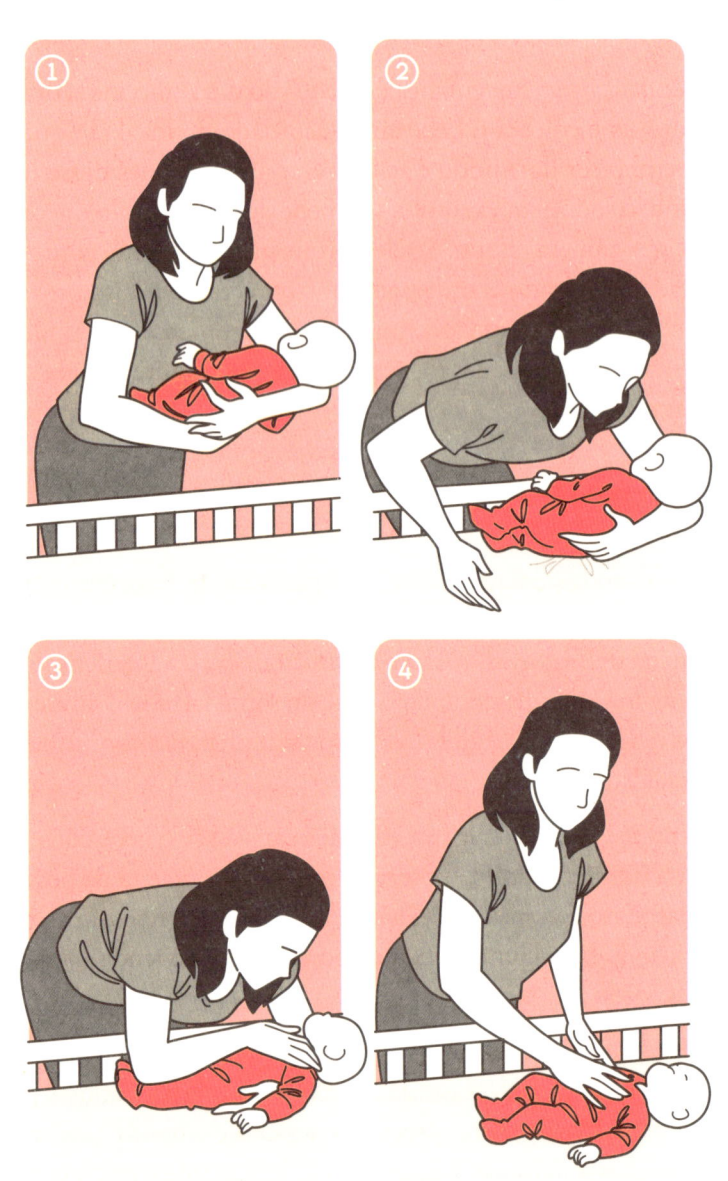

## ▸ BEBÊS SÃO SENSÍVEIS A MUDANÇAS NO AMBIENTE

Mudança gera insegurança e "medo" do desconhecido. Por isso, o indicado é colocar o bebê ainda acordado no local em que ele vai permancer dormindo e não alterar as condições desse local durante o sono. Por exemplo: se o bebê dormir no colo e acordar no berço, poderá chorar. Se ele dormir num ambiente com a luz apagada, e, quando acordar, a luz estiver acesa, é muito provável que ele chore. Nesses casos, mantenha-o no berço repetindo os sinais do sono, para que ele entenda que está seguro e pode continuar dormindo.

## ▸ MICRODESPERTARES

Os microdespertares são essenciais para a saúde. É comum o bebê acordar no meio do sono, então devemos deixá-lo voltar a dormir naturalmente. Às vezes, durante um microdespertar, interferimos de maneira inadequada retirando o bebê do sono, falando com ele, tocando nele para fazer carinho, etc. Isso pode prejudicar a quantidade e a qualidade do sono.

É preciso aguardar alguns segundos para ver se o bebê consegue voltar a dormir sozinho. Observe a rotina e veja se está na hora de acordar. Caso contrário, volte a induzir o sono sem retirá-lo do berço. Lidando bem com os microdespertares, o bebê tende a acordar menos vezes.

Caso realmente seja necessário tirá-lo do berço, não o leve de volta imediatamente após o cessar do choro. Espere alguns minutos para que o bebê não faça uma associação negativa e entenda que, se ele parar de chorar, vai voltar para o berço. É importante seguir o que foi definido na rotina, mesmo que seja necessário acordar o bebê.

## ▶ PREPARANDO UM AMBIENTE SEGURO

É preciso criar um ambiente adequado que induza um sono de qualidade. Com o intuito de criar um processo, o ideal é manter sempre o mesmo ambiente para dormir, ou seja, o mesmo local, a mesma intensidade de luz, etc. Ao entrar nesse ambiente, o bebê vai entender que é hora de dormir. Cuidados especiais:

- Nas primeiras semanas, o ninho proporciona uma sensação de aconchego e proteção para o bebê.
- Opte por berço com grade fixa ou mantenha a grade sempre elevada e presa.
- Assegure-se do travamento das rodinhas do berço.
- Observe sempre a altura da grade e do colchão.
- A grade do berço deve ter entre 4 e 6 centímetros.
- Escolha berços com estrado liso.
- Utilize um colchão firme e do tamanho exato do berço, de preferência um colchão antirrefluxo.
- Colchões plastificados podem causar asfixia. Opte por protetores de colchão adequados.
- Dê preferência ao lençol de elástico ou mantenha o lençol bem preso ao colchão.
- Evite protetores de berço, utilize apenas a tela protetora.
- Móbiles geram estímulos que prejudicam a função principal do berço: ser um espaço de dormir.
- Mantenha o berço livre de qualquer objeto que coloque em risco a segurança do bebê. Não utilize travesseiro, sobrelençol, cobertor, fralda de pano, entre outros.

## ▸ *CHECK-LIST* **PARA UM BOM SONO**

☐ Prepare um ambiente seguro.

☐ Não tire o bebê do quarto no período do sono.

☐ Controle a intensidade luminosa.

☐ Mantenha a temperatura em torno de 22 graus.

☐ Coloque uma roupa que não dependa de coberta.

☐ Use objetos transicionais (naninha, chupeta).

☐ Sempre o coloque acordado no berço.

☐ Durante o dia, é possível utilizar o ruído branco (barulho de chuva, som de chuveiro, ruído do mar, etc.)

☐ Não converse com o bebê no período de sono.

☐ Durante a noite, amamente-o no escuro e não troque a fralda.

☐ Nunca o deixe dormir nem mais nem menos do que o previsto na rotina.

## CONTA, CAROL!

Era uma tarde de quinta-feira, já perto do Natal, quando recebi uma ligação no celular. Na chamada, um pai chorava desesperado e implorava por ajuda. Procurei acalmá-lo e marcamos um horário para o dia seguinte.

Ao chegar à casa da paciente — uma bebê de 39 dias —, encontrei a mãe de olhar cansado, exausta, sentada com a bebê apoiada em suas pernas. O pai estava com o corpo agitado e não parecia nada melhor do que no momento da primeira ligação. Na casa também estavam os avós e uma tia da bebê. Todos tentando ajudar. O nascimento da criança havia instalado o caos por ali. O cansaço era geral, tanto emocional quanto físico.

Com muita conversa, busquei entender o contexto da situação. Ao andar pela casa, notei que o casal havia levado alguns objetos pessoais (colchão, itens de uso diário, etc.) para o quarto da bebê. Eles tinham se mudado para o quarto e não viam a possibilidade de se afastar da filha sequer por um segundo. A bebê acordava à noite de meia em meia hora e não saía do seio da mãe ou do colo do pai. Estavam perdidos, sem referências, mergulhados numa espiral de conflitos e confusão.

Dois dias depois, iniciamos a introdução da rotina. Cuidando de cada detalhe, seguimos passo a passo o estabelecimento de um padrão consistente. Pode parecer "mágico" — algumas pessoas até duvidam —, mas em 24 horas tínhamos ali um novo cenário! Os pais ficaram surpresos com a mudança rápida da situação. A bebê já dormia sozinha no berço e seguia os horários determinados para as mamadas. Agora eles poderiam ter qualidade de vida, transformando o cuidar em uma experiência prazerosa, diferente da que viviam. Com a rotina, a paz no Natal e no novo ano estava garantida!

## ▸ A HORA DA BRUXA

Entre o finzinho do dia e o início da noite, por volta das 17h30 ou 18h, ocorre a temida "hora da bruxa". Nesse horário, alguns bebês costumam chorar sem parar, e nada parece capaz de acalmá-los, como se uma "bruxa" estivesse à solta assustando os pequenos. Mas há uma explicação mais racional para isso, é claro. Trata-se de um período de irritabilidade causado por fatores como cansaço e estresse acumulados durante o dia. Lembre-se de que o choro é comunicação! Nesse momento, o bebê quer comunicar o seu desconforto, e o choro é a sua linguagem. O psicanalista John Bowlby afirma que o choro é uma resposta instintiva que busca proximidade e proteção das figuras de apego. Por isso, durante a "hora da bruxa", o bebê tende a chorar de maneira contínua e inconsolável. Vale ressaltar que as cólicas também costumam incomodá-lo nesse horário.

Na "hora da bruxa", é importante oferecer ao bebê acolhimento, conforto e segurança. Mas o fundamental mesmo é compreender que uma rotina de qualidade pode evitar esse período estressante do dia. Muitos pais pensam que, se o bebê for dormir tarde, ele acordará mais tarde. Assim, o bebê é mantido acordado para que depois ele "durma mais". Não poderiam estar mais enganados! Logo descobrem que isso não funciona, e, quando chega a "hora da bruxa", o bebê desanda a chorar. Com o horário do sono devidamente estabelecido na rotina, com os processos do banho e da hora de dormir, no fim do dia o bebê entenderá que está prestes a descansar, e a temida "hora da bruxa" deixará de existir.

## ▸ MEU BEBÊ ESTÁ CRESCENDO

O sono do bebê entre 6 meses e 1 ano pode variar bastante, mas há algumas características comuns:

**Sonecas diurnas:** com o passar dos meses, o bebê vai se tornando cada vez mais autônomo e passa a demonstrar claramente que "chegou a hora" e que deseja a soneca. A redução das sonecas diurnas ocorre gradualmente à medida que o bebê cresce.

**Padrão de sono noturno:** se há uma boa rotina estabelecida, o bebê deixa de despertar e interromper o sono. Mas devemos lembrar que os microdespertares para entender se "está tudo bem" (no mesmo ambiente, por exemplo) são naturais e saudáveis. Vale destacar que, durante os saltos de desenvolvimento, o bebê pode ficar mais agitado e demonstrar certo desconforto.

## ▶ SEGURANÇA SEMPRE!

Como o bebê está adquirindo cada vez mais autonomia, é necessário redobrar a atenção. Quando o bebê começa a sentar, o berço deve estar no limite máximo para baixo, e, dentro dele, não deve haver objetos soltos, isto é, nada além da naninha. Caso o bebê use chupeta, é recomendável que haja algumas espalhadas pelo berço. Não é recomendável o uso de protetores em volta do berço; no entanto, caso os tenha, é preciso redobrar a atenção, pois eles podem servir de "escada" para o bebê escalar.

## ▶ MORTE SÚBITA

A morte súbita em bebês é conhecida como Síndrome da Morte Súbita Infantil (SMSI), em inglês, *Sudden Infant Death Syndrome* (SIDS). Ela se refere à morte repentina e inexplicável de bebês com menos de um ano de idade, geralmente durante o sono. A SMSI ocorre mais com bebês entre 1 mês e 1 ano de idade. A sua causa exata ainda é desconhecida, mas acredita-se que seja resultado de uma combinação de fatores.

Alguns fatores de risco identificados incluem: dificuldade para acordar do sono profundo (o que pode ser um fator de risco se houver um problema respiratório); desenvolvimento anormal do cérebro (pode afetar a região do cérebro que controla a respiração e a capacidade de despertar); dormir de barriga para baixo em superfícies macias (ou com cobertores e brinquedos na cama); exposição ao fumo durante a gravidez ou após o nascimento; bebês prematuros ou com baixo peso ao nascer; temperatura inadequada do ambiente (o superaquecimento pode aumentar o risco de SMSI). Embora não seja possível prevenir completamente a SMSI, algumas medidas podem reduzir o risco:

- Colocar o bebê para dormir de costas, ou seja, a posição mais segura, em um colchão firme.
- Providenciar um ambiente de sono seguro. Evitar objetos soltos, como cobertores e travesseiros, no berço.
- Quando o bebê é colocado para dormir, o uso de chupeta pode reduzir o risco de SMSI.
- Proteger o bebê da exposição ao fumo, tanto durante a gravidez quanto depois do nascimento.
- Controlar a temperatura sem superaquecer o ambiente ou vestir o bebê com muitas roupas.

A conscientização sobre a SMSI e a implementação de práticas de sono seguro são fundamentais para reduzir o risco!

## ▸ DISTÚRBIOS DO SONO

Os casos de crianças que dormem mal por motivo de saúde são exceções. Nesses casos, o tratamento precoce ajuda a amenizar os malefícios dos distúrbios do sono e evita consequências na vida adulta. Na maioria das vezes, o maior problema é um acúmulo de equívocos cometidos pelos pais.

Algumas condições relacionadas ao amadurecimento do Sistema Nervoso Central podem atrapalhar o sono do bebê. Elas tendem a desaparecer com o tempo.

Conheça alguns distúrbios que podem surgir de 0 a 6 meses:

**Movimentos periódicos dos membros** - São pequenas contrações dos músculos que fazem com que as pernas e os braços do bebê se contraiam, ou seja, ele se debate durante a noite. O distúrbio, em geral, está ligado à baixa quantidade de ferro no organismo. É necessário acompanhamento médico, que pode melhorar essa condição com um exame de sangue e indicar a ingestão de suplemento vitamínico.

**Ronco** - Uma vez ou outra, se o bebê está muito cansado — ou durante uma gripe —, o barulho pode ser normal; contudo, se ele roncar de três a quatro vezes por semana, é aconselhável procurar um otorrinolaringologista especializado em crianças.

**Insônia** - Sim, o bebê tem insônia, mas, na maioria dos casos, ela está associada a hábitos inadequados e à falta de disciplina antes de dormir. Ocorre principalmente entre os bebês que se acostumam a depender de um adulto para dormir. São aquelas crianças, por exemplo, que só pegam no sono se forem embaladas no colo ou durante a amamentação. Reverter o problema não exige esforço da medicina, mas requer rigor dos pais.

**Despertar confuso** - Mais comum em recém-nascidos, esse mal não tem solução e passa à medida que a criança cresce. No berço, o bebê inicia um choro intenso e inconsolável. Os pais pensam, primeiro, que o filho acordou com problemas. Quando veem que ele ainda está dormindo, acham que se trata de um pesadelo. O que fazer? Nada. A crise dura cerca de 15 minutos e o ideal é esperar e observar, pois interferir pode prolongar a situação. Com o amadurecimento do Sistema Nervoso Central, os episódios devem desaparecer.

# CAPÍTULO 4
## ALIMENTAÇÃO

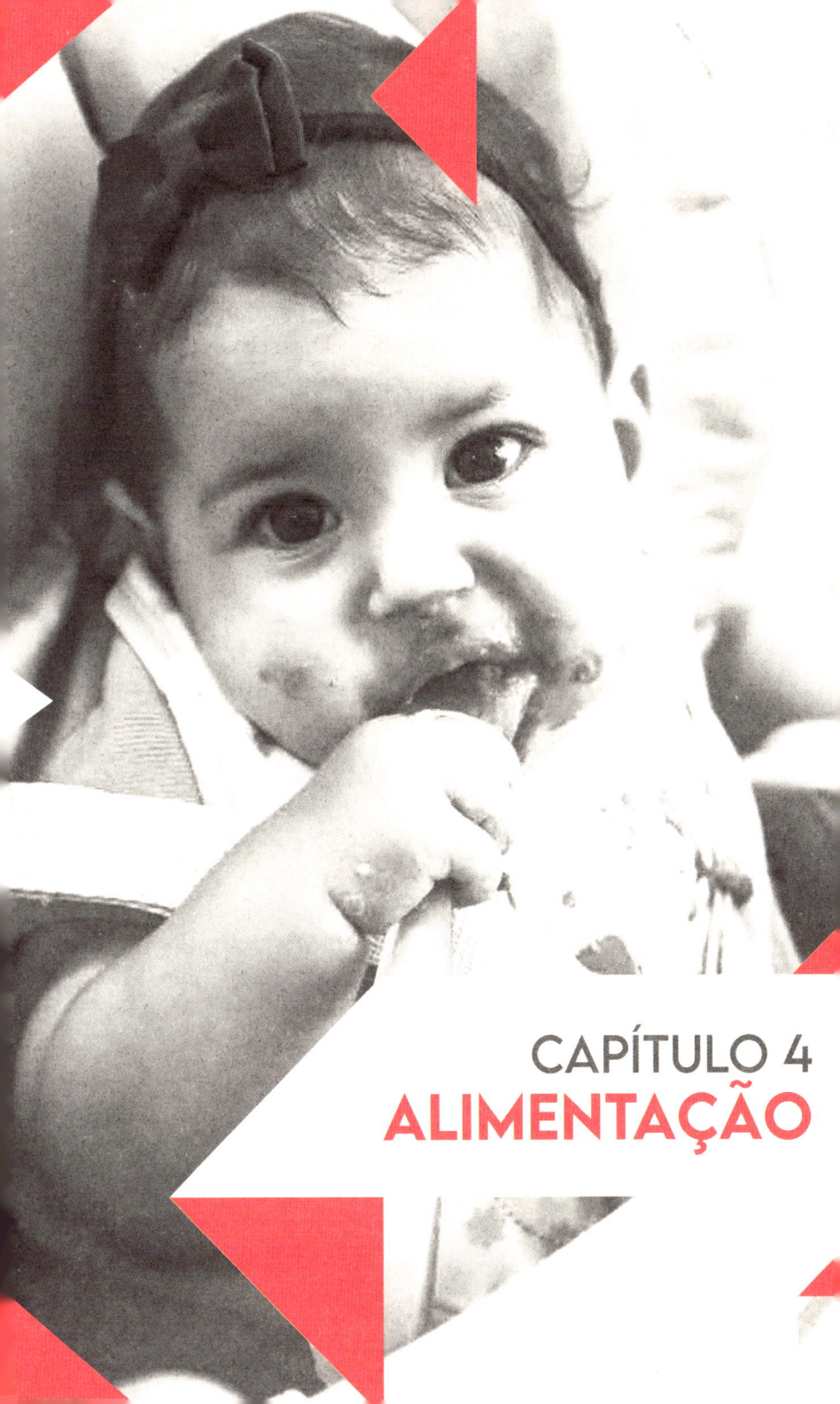

## ▸ AMAMENTAÇÃO

A amamentação tem um significado emocional profundo para o bebê. ==O contato físico e visual constante com a mãe ajuda a fortalecer o apego, o vínculo entre eles e o sentimento de segurança do bebê, proporcionando conforto e consolo.== De acordo Winnicott, a amamentação é uma vivência significativa, considerando que o contato do seio materno com a boca da criança favorece a intimidade e propicia satisfação, prazer e sensação de completude tanto para a mãe quanto para o bebê. Entretanto, essa satisfação só ocorre quando a mãe possui o desejo real e a disponibilidade interna para amamentar.

==A amamentação é uma fonte de carinho.== Ser segurado e alimentado de forma afetuosa ajuda o bebê a se sentir amado e protegido. Esses sentimentos de segurança e amor são fundamentais para o desenvolvimento emocional saudável do bebê, influenciando sua confiança e capacidade de formar relacionamentos futuros.

Além disso, a amamentação pode ajudar o bebê a lidar com o estresse e se autorregular emocionalmente, acalmando-o quando está angustiado ou desconfortável.

Está comprovado que o aleitamento materno é a forma mais saudável de alimentação para o bebê. A Organização Mundial de Saúde (OMS) recomenda a amamentação exclusiva, isto é, somente com leite materno, até o sexto mês do bebê. Amamentar no seio materno protege a criança e a deixa forte contra doenças, além de suprir suas necessidades afetivas.

Nem sempre é possível passar os seis primeiros meses recomendados pela OMS sem introduzir a amamentação indireta ou substitutos do leite materno. As razões são diversas, como insuficiência de leite (vale ressaltar que não existe leite fraco, mas o leite pode ser insuficiente para alimentar o bebê), retorno ao trabalho, doença da mãe ou do bebê, nova gravidez, etc.

> **ATENÇÃO!** A ingestão de álcool não é indicada durante a amamentação. Além de alterar o cheiro e o sabor do leite, inibe a produção do hormônio prolactina, diminuindo a produção do leite. No bebê, pode causar, entre outros problemas, sonolência, atraso no crescimento e baixo ganho de peso.

## ▸ CULPA E PRESSÃO SOCIAL

Se a mãe deixa de amamentar — seja devido a uma opção pessoal, seja motivada por necessidade —, ela provavelmente terá de lidar com a culpa e a pressão social. A culpa é decorrente da sensação de fracasso diante das expectativas da sociedade, e também das expectativas que a própria mulher coloca para ela mesma. As mães tendem a ser perfeccionistas em tudo o que fazem em relação aos filhos. Não aceitam errar e sofrem com qualquer deslize que pensam ter cometido. É por meio da mãe e de uma amamentação de qualidade que o bebê começa a se perceber no mundo e entender que ocupa um lugar de importância. ==Amamentar apenas por amamentar, sem poder oferecer atenção, afeto ou segurança, pode gerar, inclusive, a sensação de desprezo para o bebê.==

É preciso ressaltar que a escolha entre amamentar (a mãe alimenta o bebê diretamente no peito) ou proporcionar o aleitamento (quando a alimentação do bebê se dá por meio da extração do leite materno ou fórmula láctea infantil) depende das condições físicas e emocionais da mãe. Ansiedade, estresse e depressão têm sido agravantes para que as mães não possam amamentar o bebê.

A imagem da amamentação é muito bonita, mas é preciso reconhecer que existe um enfrentamento emocional e físico, incluindo dor e sofrimento. A crença de que amamentar se trata de uma "experiência maravilhosa" pode causar uma enorme frustração, e a mãe pode absorver a ideia de não ser suficientemente boa. Por outro lado, a mãe que consegue amamentar o bebê reafirma sua capacidade de realização. Além disso, o ato de amamentar estimula a produção de hormônios relacionados ao prazer e ao bem-estar. Essa sensação é tão potente que é comum muitas mulheres se sentirem envergonhadas ao relacionar erroneamente essa emoção ao prazer sexual.

## ▸ RESPONSABILIDADE COMPARTILHADA

A amamentação pode ser um processo exaustivo e solitário para a mãe. No entanto, esse processo não deve ser responsabilidade exclusiva dela. A rede de apoio é indispensável no processo de alimentação do bebê. Ela pode ser composta de profissionais da área da saúde, amigos e familiares. E a responsabilidade dessa rede vai além de dar mamadeira para o bebê. Muitas vezes, ir ao supermercado ou higienizar as mamadeiras, por exemplo, são ações de apoio e companheirismo.

SAÚDE EMOCIONAL DA FAMÍLIA

# ▶ O PASSO A PASSO DA AMAMENTAÇÃO

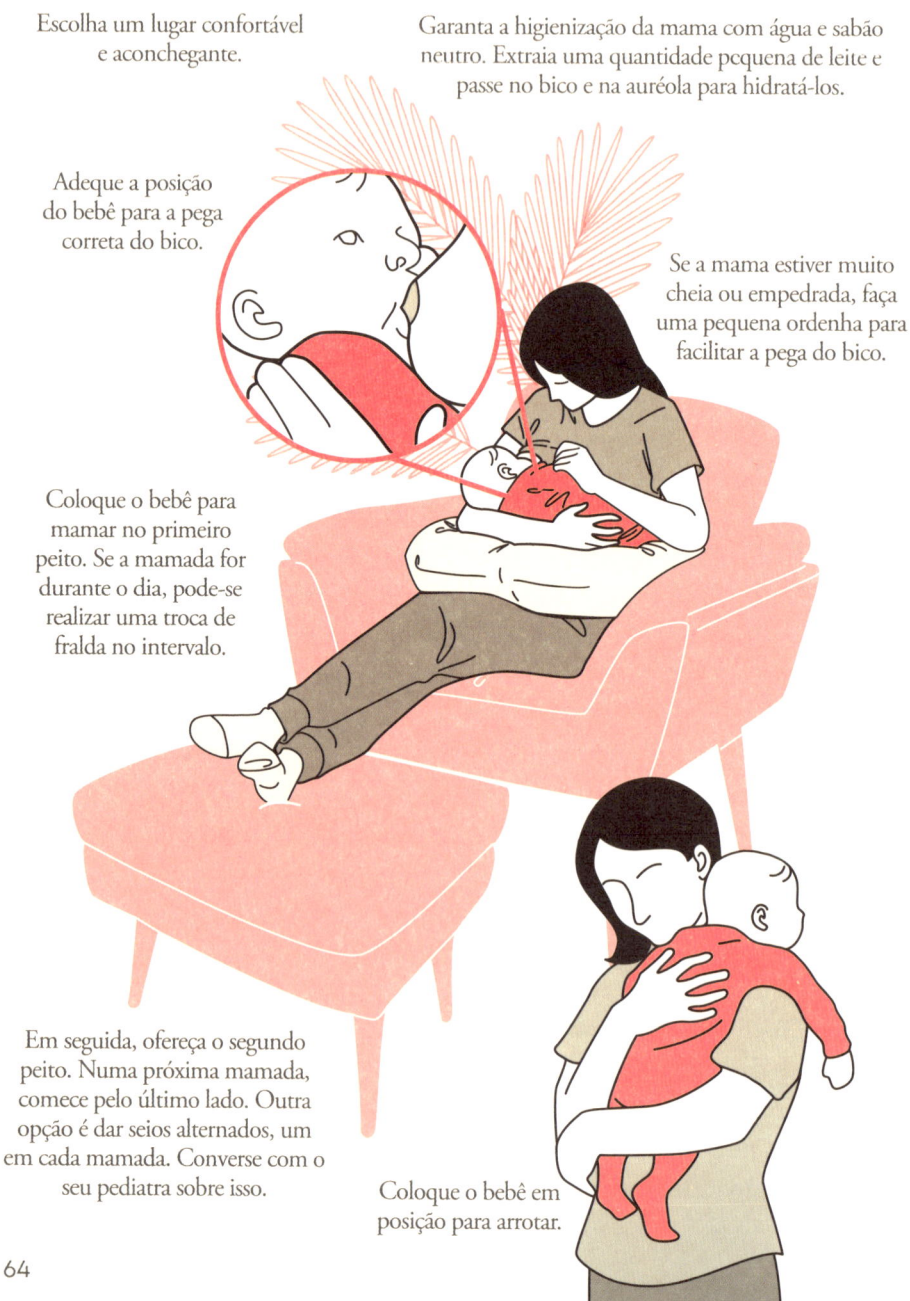

Escolha um lugar confortável e aconchegante.

Garanta a higienização da mama com água e sabão neutro. Extraia uma quantidade pequena de leite e passe no bico e na auréola para hidratá-los.

Adeque a posição do bebê para a pega correta do bico.

Se a mama estiver muito cheia ou empedrada, faça uma pequena ordenha para facilitar a pega do bico.

Coloque o bebê para mamar no primeiro peito. Se a mamada for durante o dia, pode-se realizar uma troca de fralda no intervalo.

Em seguida, ofereça o segundo peito. Numa próxima mamada, comece pelo último lado. Outra opção é dar seios alternados, um em cada mamada. Converse com o seu pediatra sobre isso.

Coloque o bebê em posição para arrotar.

## ▶ LIVRE OFERTA X LIVRE DEMANDA

Outro ponto importante é entender a diferença entre livre oferta e livre demanda. A livre oferta significa alimentar o bebê sempre que ele chorar ou "pedir para mamar". A livre demanda significa estabelecer uma rotina diante dos sinais de fome, respeitando o ritmo natural do bebê, considerando que ele não chora apenas para mamar.

Nesse sentido, a rotina potencializa, para a mãe, a vontade e a disponibilidade para alimentar o bebê, e, para o bebê, a sensação de segurança. Por exemplo, até 30 dias do nascimento do bebê, podemos considerar 5 mamadas diurnas e 2 mamadas noturnas. Depois desse período, é sugerido fazer uma movimentação nas mamadas noturnas, passando para uma mamada única até a retirada total por volta dos 90 dias. Depois dos 6 meses, com introdução alimentar, as mamadas diurnas vão sendo substituídas gradativamente pelas refeições.

## ▶ CÓLICAS! E AGORA?

A cólica em bebês é uma condição comum que se caracteriza por episódios de choro intenso e difícil de ser controlado. Esses episódios geralmente ocorrem em bebês saudáveis com menos de 3 meses de idade. As cólicas costumam aparecer no fim da tarde ou início da noite e podem durar várias horas.

Embora as causas exatas da cólica não sejam totalmente compreendidas, acredita-se que vários fatores possam desencadear os sintomas. Vejamos alguns:

- O sistema digestivo do bebê ainda está se desenvolvendo e pode ter dificuldades em processar alimentos, produzindo gases e distensão abdominal.

- A superalimentação em recém-nascidos ocorre quando eles consomem mais leite do que deveriam. Isso acontece quando o bebê é alimentado sempre que chora, sem considerar uma rotina estabelecida.
- Alguns bebês podem apresentar sensibilidade a certos componentes do leite materno ou às formulas, como proteínas do leite de vaca.

O bebê que está sentindo cólicas costuma apresentar choro intenso (que começa e para de repente), puxar as pernas para cima, apertar os punhos e arquear as costas. As cólicas em bebês geralmente ocorrem a partir de 12 dias de vida até os 3 meses. Elas são mais intensas por volta das 6 semanas e, na maioria dos casos, desaparecem gradualmente depois dos 3 meses. No entanto, cada bebê é único, e o período e a intensidade das cólicas podem variar.

A superestimulação, o cansaço, o estresse, a tensão no ambiente familiar e algumas condições médicas podem causar desconforto para o bebê e ser interpretados como cólicas.

## ▶ O QUE FAZER CONTRA AS CÓLICAS?

Tratar as cólicas em bebês recém-nascidos pode ser desafiador. Aqui estão algumas estratégias que podem ajudar a aliviar o desconforto do bebê:

- Massageie suavemente sua barriga com movimentos circulares no sentido horário.
- Mova suas pernas como se ele estivesse pedalando uma bicicleta para ajudar a liberar gases presos.
- Use uma fralda aquecida ou uma bolsa morna (recomendo a bolsa de sementes em vez da bolsa de água). A fralda (ou a

bolsa) deve ser colocada sobre a barriga do bebê. Certifique-se de que não esteja muito quente e, de preferência, faça o procedimento com o bebê no colo para que possa acompanhar com maior controle.

- Sons repetitivos e suaves, como o de um ventilador ou um aplicativo de ruído branco, podem acalmar o bebê.
- Um banho morno pode relaxar o bebê.
- Segure o bebê na posição vertical depois da mamada para ajudar a liberar o ar que ele possa ter engolido.
- Se o bebê for alimentado com fórmula, converse com o pediatra sobre a possibilidade de alterá-la.
- Se o bebê for amamentado, observe se algum alimento consumido pela mãe possa estar contribuindo para a cólica.
- Evite a superalimentação.
- Consulte o pediatra sobre o uso de probióticos. Estudos sugerem que eles podem ajudar a reduzir as cólicas.
- Certifique-se de que o bebê esteja pegando corretamente o seio para evitar a ingestão excessiva de ar.

Se as cólicas persistirem ou forem muito intensas, é importante consultar um pediatra para descartar outras possíveis causas e obter orientação adequada.

## ▶ GLOSSÁRIO DA AMAMENTAÇÃO

**Apojadura** – É a descida do leite. Acontece entre o terceiro e o quinto dia depois do parto, podendo se estender até o sétimo dia. A mama fica rígida, quente e cheia. Pode causar desconfortos como dor no corpo e calafrios. Em alguns casos, especialmente em partos prematuros, a descida do leite ou apojadura pode demorar um pouco mais, gerando ansiedade. Nesse caso, o indicado é colocar o bebê para mamar e estimular a produção do leite.

**Colostro** – Leite que é produzido imediatamente depois do parto. Ele é rico em água, proteína e anticorpos.

**Frênulo lingual curto** – Popularmente conhecido como "língua presa", condição em que os movimentos da língua são restringidos pela resistência do freio lingual, podendo causar machucados na mama. Nesse caso, o profissional de saúde pode optar por uma intervenção no freio.

**Hiperlactação** – O leite é produzido e sai em maior quantidade do que o bebê consegue consumir, podendo causar desconforto, irritação e até engasgos. Nesse caso, a ordenha é suspensa e o bebê passa a mamar com pausas e numa posição mais verticalizada, em que consegue controlar melhor a sucção. É sugerida a amamentação em seios alternados.

**Ingurgitamento** – É o leite empedrado. Normalmente acontece porque o organismo da mãe produz mais leite do que o bebê é capaz de mamar. A mama fica rígida, com a pele esticada e com a presença de pequenos caroços.

**Mamilo plano e invertido** – Alteração anatômica da mama que faz com que a região da ponta da auréola (bico) se encolha ou se volte para dentro do seio. Essa condição pode dificultar a amamentação. Nesse caso, é preciso ordenhar para aliviar a parte da auréola e o bebê conseguir abocanhar e realizar a sucção. Alguns profissionais indicam uso do bico de silicone.

**Mastite** – Inflamação da glândula mamária, geralmente causada por uma infecção bacteriana. Ela é comum em mulheres que estão amamentando. Os sintomas incluem dor e inchaço na mama, vermelhidão, calor local e, às vezes, febre e calafrios. O tratamento geralmente envolve o uso de antibióticos para combater a infecção e medidas de alívio, como compressas quentes e analgésicos. Em casos mais graves, pode ser necessária a drenagem cirúrgica de abscessos.

**Pega** – Ato de sugar o leite materno de forma que a região da ponta (bico) e a parte inferior da aureola estejam dentro da boca do bebê. Se a pega não estiver adequada, podem ocorrer desconfortos, dor e até machucados na mama.

**Pouco leite** – Cansaço, dieta inadequada, baixa ingestão de água e o pouco tempo de sucção do bebê são os principais motivos para a baixa produção de leite. É preciso adequar esses pontos para que a oferta de leite seja suficiente, ter uma dieta saudável, aumentar a ingestão de líquido e colocar o bebê para mamar mais vezes e por mais tempo.

**Sucção** – É o reflexo do bebê que desencadeia movimentos rítmicos nos músculos da face, na língua, no palato e na garganta resultando na sugação do leite. Alguns bebês podem ter problemas de sucção e, por isso, choram e se jogam para trás na hora da mamada. Isso pode ser causado por uma dificuldade de adaptação do bebê ou por confusão de bicos. Nesse caso, o indicado é suspender o uso de outros bicos, sem deixar de fazer o aleitamento materno, e continuar estimulando o contato com o peito em posições diferentes.

## ▸ INTRODUÇÃO ALIMENTAR (IA)

Aos 6 meses de idade, é chegada a hora de o bebê começar a consumir alimentos sólidos, além do leite materno ou da fórmula. Esse processo é chamado de introdução alimentar. Contudo, antes de iniciar a introdução alimentar, é preciso avaliar os sinais de prontidão do bebê. Mas o que são esses sinais?

Os sinais de prontidão indicam se uma pessoa está pronta para iniciar uma nova fase de desenvolvimento ou aprendizado. Esses sinais podem ser físicos, emocionais, cognitivos ou comportamentais e ajudam a determinar o momento adequado para introduzir novas habilidades ou atividades. No caso do bebê, alguns sinais vão mostrar se ele está pronto para começar a receber alimentos sólidos.

- O bebê consegue manter a cabeça erguida e estável.
- Pode sentar-se com pouco ou nenhum apoio.
- Deixa de empurrar automaticamente os alimentos para fora da boca com a língua.
- Mostra interesse nos alimentos que os outros estão comendo, tentando pegar ou abrindo a boca quando vê a comida se aproximando. Não se trata de vontade de comer, mas de interesse pelo desconhecido.
- Consegue pegar objetos e levá-los à boca.

Cada método de IA tem suas vantagens e desvantagens, e a escolha do método pode depender das preferências dos pais, das necessidades do bebê e das recomendações do pediatra. É importante monitorar a resposta do bebê a diferentes alimentos e texturas e fazer ajustes conforme o necessário para garantir uma alimentação segura e nutritiva.

## ▶ INTRODUÇÃO ALIMENTAR TRADICIONAL (IAT)

Esse método é caracterizado por uma abordagem gradual e controlada, em que os pais ou cuidadores têm um papel ativo em oferecer e preparar os alimentos, monitorando a aceitação e as possíveis reações alérgicas. O método tradicional envolve oferecer alimentos sólidos, com colheres, em forma de purês ou papinhas, levemente amassados, jamais batidos ou processados. À medida que o bebê se acostuma com os sólidos, a textura dos alimentos é gradualmente modificada para pedaços mais consistentes e maiores. Aos poucos, deve-se ir introduzindo frutas, vegetais, carnes e outros alimentos.

Os benefícios desse método consistem no controle das texturas e consistências dos alimentos oferecidos e na redução do risco de engasgo, já que os alimentos são facilmente engolidos. Esse método pode, em alguns casos, atrasar a introdução de alimentos com texturas variadas, importantes para o desenvolvimento das habilidades de mastigação. O envolvimento do bebê na alimentação é menor, o que pode reduzir a aceitação de novos alimentos.

## ▶ BABY-LED WEANING (BLW)

A tradução literal é "desmame guiado pelo bebê". Esse método permite que o bebê se alimente de forma autônoma desde o início, uma vez que lhe ofereçam alimentos sólidos em pedaços que ele possa pegar e levar à boca. A ideia é que o bebê explore diferentes texturas e sabores e aprenda a regular a quantidade de comida que ingere.

Os benefícios desse método são promover a independência, tornar a transição para a alimentação sólida mais natural e divertida e desenvolver a coordenação motora fina. Por sua vez, o risco de engasgo é maior se os alimentos não forem preparados adequadamente devido à desorganização e demora no processo de alimentação — o que exige paciência dos pais e gera preocupações com relação à ingestão insuficiente de nutrientes essenciais, como o ferro.

## ▶ MÉTODO MISTO

Combina elementos da IAT e do BLW. No método misto, os pais utilizam ambos os métodos, oferecendo purês e papinhas, mas também permitindo que o bebê explore alimentos em pedaços.

Dessa forma ocorre uma abordagem balanceada, que possibilita a introdução gradual de diferentes texturas — conforme as preferências e habilidades do bebê —, reduz o risco de engasgo, em comparação com o BLW puro, além de promover a autonomia do bebê.

Entretanto, o método misto requer mais planejamento e preparação dos alimentos para garantir variedade e segurança. Os pais precisam estudar o ambiente e o bebê para que não fiquem confusos ao decidirem quando usar purês ou oferecer alimentos em pedaços.

Na maior parte dos casos, sugiro esse método e oriento que as famílias escolham dois alimentos do prato do dia e ofereçam para a criança tanto em pedaços quanto em purê.

## ▶ UMA RELAÇÃO ALIMENTAR SAUDÁVEL

Conscientizar as crianças de uma alimentação saudável envolve um conjunto de práticas que vão além de apenas oferecer alimentos nutritivos. Elas aprendem observando. Quando a família opta por consumir alimentos saudáveis e fala sobre os benefícios desses alimentos, é provável que as crianças imitem esse comportamento.

Para ajudá-las a entender a importância de uma dieta equilibrada, os adultos devem explicar, de maneira natural, junto à mesa, por que certos alimentos fazem bem ao corpo — e não passar um "sermão" para forçá-las a aceitarem algum alimento. Isso pode produzir efeito contrário, criando resistência ao alimento.

Envolver as crianças na preparação das refeições é uma prática que pode aumentar o interesse delas por comer de forma saudável. Mesmo que não consigam participar do preparo, elas podem observar e ouvir sobre o preparo, alcançar algum ingrediente ou utensílio e até experimentar a comida.

## ▸ SELETIVIDADE ALIMENTAR

Nas refeições é importante oferecer uma variedade de alimentos saudáveis às crianças para que elas possam escolher o que preferem comer. Mesmo que recusem algum alimento, torne a oferecê-lo em outra ocasião. Ou experimente prepará-lo de forma diferente.

Devemos criar uma relação positiva com a comida. Usar os alimentos como recompensa ou punição não estabelece uma relação saudável com a comida. Em vez de dizer: "Se você comer todos os legumes, poderá comer sobremesa", diga: "Os legumes te dão mais força para brincar".

## ▸ CONFORTO EMOCIONAL

Não é aconselhável esconder das crianças o que comemos. Elas precisam compreender que todos fazem escolhas alimentares e que os adultos podem, ocasionalmente, "comer besteiras". É importante explicar que, na idade certa, esses alimentos podem ser consumidos com moderação e não devem ser a base da dieta.

A comida tem um papel emocional significativo e está intimamente ligada ao desenvolvimento da confiança, segurança e capacidade do bebê de lidar com novas experiências e desafios. Ela pode estar associada a celebrações, conforto e, até mesmo, a uma forma de expressão cultural. Criar memórias positivas em torno de refeições familiares pode ajudar a construir uma relação saudável com a comida. No entanto, é importante estar atento para que a comida não se torne um mecanismo de enfrentamento emocional negativo, como comer em resposta a sentimentos de tédio, tristeza ou ansiedade. Não diga: "Coitadinho, está cansado, deixa comer um docinho" ou "Ele foi tão bonzinho, merece um doce!".

A introdução alimentar é um momento importante no desenvolvimento cognitivo da criança, fornecendo oportunidades para a exploração, o aprendizado e a adaptação. É uma rica fonte de experiências sensoriais, em que a criança não só experimenta novos gostos e texturas, mas também começa a entender conceitos como causa e efeito. ==Ao equilibrar educação, exemplo e apoio emocional, é possível ajudar a criança a desenvolver uma relação positiva e consciente com a alimentação.==

## CONTA, CAROL!

Certa vez, fui chamada por uma família para ajudá-los com questões alimentares. Os pais estavam preocupados, pois o filho de 4 anos só queria comer macarrão instantâneo e balas! Confusos, os pais relataram que sempre haviam sido cuidadosos. Nunca tinham comido produtos industrializados na frente do filho. Quando sentiam vontade, comiam escondido. Como era possível a criança, de repente, só querer comer "besteiras"?

Pois era justamente nesse cuidado dos pais que estava o problema. Para a criança, todo alimento que existia no mundo ela podia experimentar e comer! Esse era o padrão que seguia. Nunca havia sido explorada com ela a questão de um alimento ser ou não saudável. Então, quando o filho passou a ter vida social, ou seja, a frequentar a escola e as festas dos amiguinhos, ele entendeu que devia experimentar e comer as novidades oferecidas. Afinal, ele nunca tinha vivenciado a situação de desejar algo e não satisfazer esse desejo.

No processo terapêutico, mostrei para os pais que precisamos sempre trabalhar com a verdade e mostrar o que é permitido e o que é proibido, incluindo nesse processo o sentimento de frustração. A criança deve construir a ideia de que muitas vezes o que é dela é diferente daquilo que é dos outros, e que ela precisa controlar a ansiedade por aquilo que está vendo.

## ▸ ENGASGO: PERIGO!

Os engasgos são comuns em bebês, mas é preciso ficar alerta, pois engasgos podem ser perigosos. O engasgo é a obstrução parcial ou completa das vias aéreas causada pela entrada de um objeto, líquido ou alimento. No bebê, isso pode acontecer quando algo bloqueia a passagem do ar, impedindo a respiração adequada. Se a obstrução for completa, o bebê não conseguirá respirar. Além disso, a aspiração de líquidos ou alimentos pode causar infecção pulmonar. Há maneiras de prevenir e evitar os engasgos.

### ALIMENTAÇÃO SEGURA

- Na amamentação, a posição do bebê deve ser adequada, com a cabeça mais alta que o corpo.
- Iniciar a IA com alimentos amassados ou em purê e introduzir progressivamente alimentos sólidos conforme o bebê for se desenvolvendo.
- Nunca deixar o bebê comer sozinho!

### POSIÇÃO DO BEBÊ

- Durante a alimentação, manter o bebê em posição vertical, nunca deitado.
- Segurar o bebê em posição vertical por alguns minutos depois da refeição para facilitar a digestão e prevenir a regurgitação.

### AMBIENTE SEGURO

- Evitar brinquedos com peças pequenas que possam ser engolidas. Observar sempre a recomendação do Inmetro.
- Manter o ambiente livre de pequenos objetos. Botões, moedas e outros pequenos itens devem ser mantidos fora do alcance da criança.

## EDUCAÇÃO DOS CUIDADORES

- Cuidadores e pais devem aprender técnicas de desobstrução das vias aéreas para agir rapidamente em caso de engasgo.

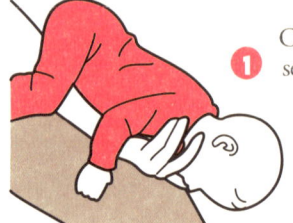

**①** Coloque o bebê de bruços no seu antebraço. A cabeça deve ficar apoiada na sua mão.

**②** Use a base da palma da mão para dar cinco golpes rápidos e firmes no meio das costas, entre as omoplatas.

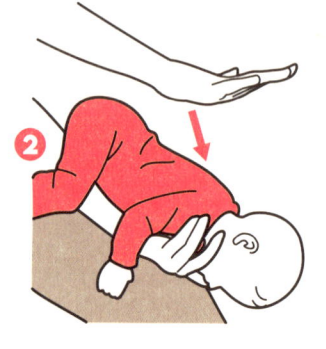

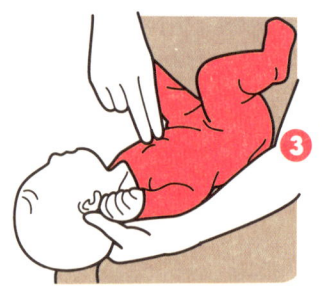

**③** Vire-o para cima e faça mais cinco compressões torácicas, logo abaixo da altura dos mamilos.

Caso ele permaneça engasgado, repita as compressões até a chegada de um serviço de emergência especializado.

## ▶ REFLEXO DE GAG

Na introdução alimentar, o reflexo de GAG refere-se ao reflexo de ânsia ou engasgo que os bebês podem experimentar quando começam a comer alimentos sólidos. Esse reflexo é uma resposta natural e de proteção do corpo para evitar a ingestão de alimentos que possam causar asfixia. É comum e geralmente não é motivo de preocupação, desde que o bebê esteja sendo supervisionado durante as refeições, e os alimentos oferecidos sejam apropriados para a idade e o estágio de desenvolvimento dele.

# CAPÍTULO 5
## BANHO

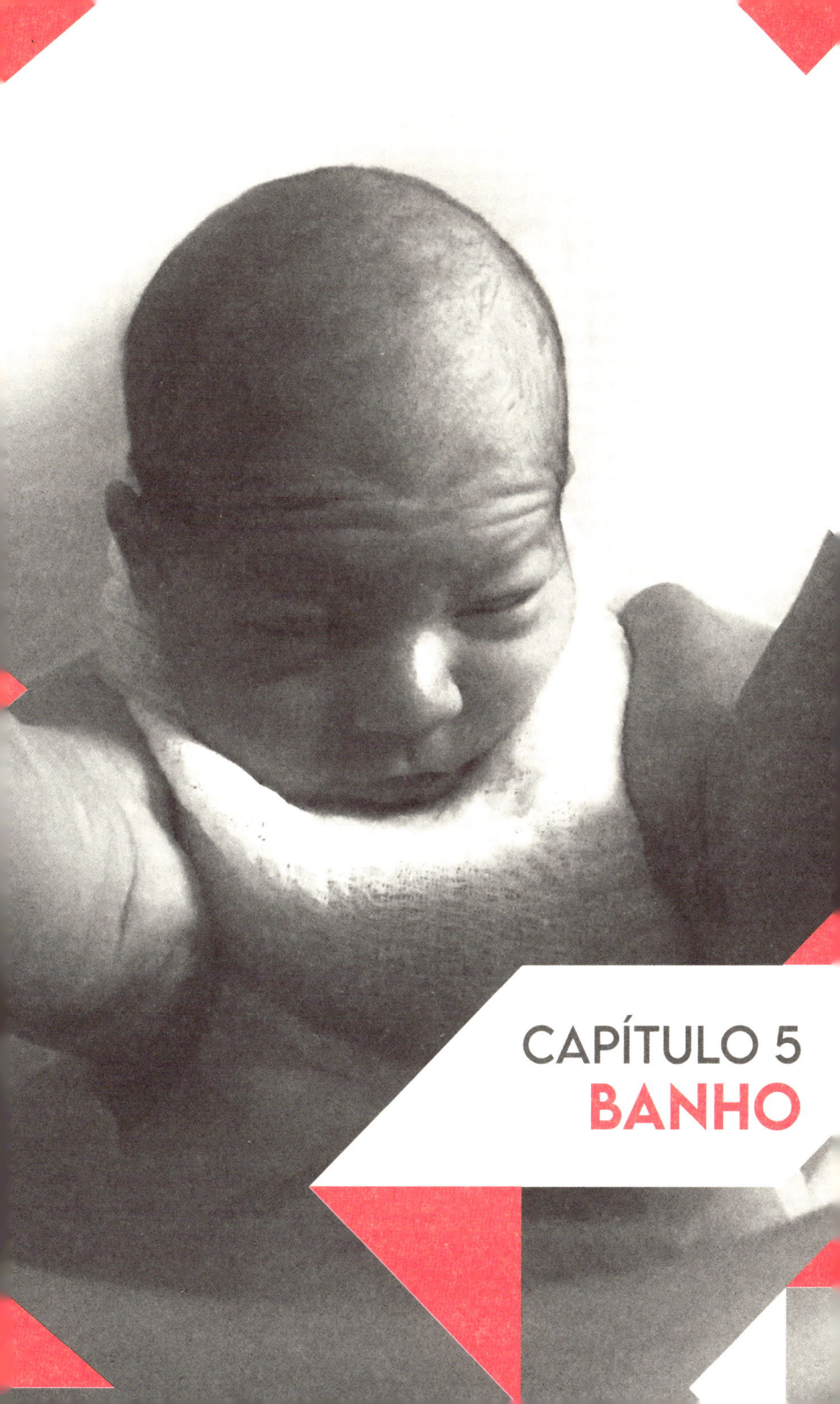

## ▸ VÉRNIX

Os bebês nascem com a pele coberta por uma substância esbranquiçada e gordurosa chamada vérnix. Essa substância é composta de água, lipídios e proteínas e tem a função de proteger o bebê. O vérnix hidrata a pele, regulando a temperatura do bebê e diminuindo a descamação e o risco de infecção bacteriana.

Com a finalidade de manter essa substância por mais tempo em contato com a pele do bebê, a OMS e a Sociedade Brasileira de Pediatria recomendam aguardar 24 horas para o primeiro banho. Algumas famílias optam por aguardar mais alguns dias, pois logo o vérnix é absorvido pela pele.

## ▸ A HORA DO BANHO

O local do banho precisa ser aconchegante, seguro e sem corrente de vento. Caso não seja possível utilizar o banheiro, uma opção é realizar o banho no quarto. Manter sempre o mesmo local, horário e modo propicia um estado de segurança emocional para o bebê. Uma boa ideia para aproveitar o relaxamento do banho é fazer com que seu horário anteceda o ritual do sono noturno.

A hora do banho é um momento importante para a construção do vínculo entre o bebê e os pais. O contato pele a pele promove a regulação emocional e uma relação saudável com os cuidadores, oferecendo a sensação de segurança e conforto para o bebê. Para os psicanalistas Melanie Klein e John Bowlby, o toque e a proximidade física são fundamentais para a formação de uma base emocional segura.

Esse momento pode ser uma oportunidade para o cuidado afetuoso, a comunicação não verbal e a formação de segurança e confiança. Por isso, dedique-se para que ele seja tranquilo e prazeroso para toda a família.

## ▶ PRINCIPAIS FORMAS DE BANHO

O banho por aspersão (chuveiro) promove o contato pele a pele com a troca de calor. O cheiro dos pais e o ruído branco do chuveiro causam uma sensação de bem-estar no bebê. Pode ser uma alternativa para que o parceiro seja incluído nos processos mais íntimos do bebê.

No banho por imersão, usando o balde (ofurô RN), o bebê permanece numa posição parecida com a que ficava no útero da mãe, com as perninhas e os bracinhos encolhidos, causando uma memória afetiva e remetendo-o a sensações intrauterinas. Esse processo promove segurança emocional e relaxamento. Na banheira, o banho propicia um controle maior do corpo do bebê, o que normalmente faz com que os pais se sintam mais seguros. Quando o bebê estiver pronto para se sentar sem apoio, pode-se passar a usar o ofurô infantil.

| MITO | VERDADE |
|---|---|
| Precisa ferver a água do banho. | Pode passar cotonete na orelha do bebê. |
| Não pode molhar a região do umbigo do bebê. | Pode lavar a cabeça do bebê todos os dias. |

## CONTA, CAROL!

Quando o bebê nasce, é comum os pais ouvirem o conselho: "Curtam esse momento! Ele passa muito rápido!". A verdade é que tudo acontece tão depressa no desenvolvimento da criança que nem sempre estamos atentos o suficiente para perceber o perigo das grandes mudanças. Por isso, sempre devemos estar um passo à frente quando o assunto é segurança.

Certa vez, uma amiga me relatou um grande susto que passou com seu filho, e essa história ilustra bem a importância de estar sempre atento, pois tudo pode mudar num piscar de olhos! O bebê adorava tomar banho. Um pouco antes do seu primeiro aniversário, logo que a banheira ficou pequena e ele começou a se sustentar em pé, os pais começaram a usar o ofurô. Para tornar o banho ainda mais divertido, levavam brinquedos adequados para aquele momento.

O banheiro ficava ao lado do quarto. Então, depois do banho, o pai tirava o bebê do ofurô e já abria o ralo para escoar a água, enrolava o filho na toalha e o levava para o quarto, onde a mãe já esperava com tudo pronto para vesti-lo. Certo dia, tudo seguia como o planejado: os pais trocaram o filho e o colocaram no chão para escolher o livro da noite. Um segundo depois, cadê o bebê? Os dois saíram correndo, chamando por ele.

Quando a mãe entrou no banheiro, lá estava o bebê: inclinado para dentro do ofurô, com a barriguinha encostada na borda e os pezinhos já suspensos no ar. Naquele exato instante, tentando pegar o brinquedo, o bebê caiu de cabeça dentro da água! O ofurô não havia sido esvaziado! Com um reflexo que só é possível depois que você tem filhos, a mãe o segurou pela perninha e o trouxe de volta para fora.

Depois de se recuperarem do susto, os pais decidiram que, quando o assunto é segurança, nunca se deve deixar para daqui a pouco. Nem todos têm a sorte de perceber que há algo errado a tempo de evitar o pior.

# ▶ PASSO A PASSO PARA O BANHO

## PREPARANDO O BANHO

- Separe os objetos usados na hora do banho e no pós-banho.

- É indicado deixar uma luminosidade confortável, com a luz mais baixa, e música (preparar uma *playlist* com músicas relaxantes).

- Tire a fralda e realize a higiene das partes íntimas do bebê antes do banho.

- É importante tomar cuidado com a oscilação de temperatura do bebê. Por exemplo, se o tempo estiver muito frio, é ideal manter o bebê enrolado numa toalha até o início do banho.

- Outro cuidado importante é com a temperatura da água. A temperatura ideal é de 37 ºC. Não é indicado usar as mãos para sentir a temperatura, mas sim a região anterior do antebraço, que é mais sensível. Se desejar, existem termômetros específicos para banhos de imersão.

- Nos primeiros dias de vida, é indicado não usar nenhum produto de higiene, como *shampoo* ou sabonete, apenas água. Nunca use nenhum acessório que cause atrito na pele do bebê, como esponjas e escovas, sejam vegetais ou sintéticas.

- Ao lavar o rosto do bebê com a mão, o movimento ao redor dos olhos deve ser sempre de dentro para fora e nunca de fora para dentro, evitando assim o entupimento do canal lacrimal.

## NO BANHO DE IMERSÃO

- Uma dica é misturar chá de camomila na água. Tudo isso é para o conforto emocional que, consequentemente, causa o conforto físico do bebê.

- Lave primeiro o rosto do bebê. Se deixar para o final, a água não estará totalmente limpa.
- Uma sugestão é colocar o bebê de bruços na água para que ele possa explorar o ambiente.
- Em seguida, com o bebê de barriga para cima, segure-o pela parte de trás do pescoço, posicionando o polegar e o dedo médio de forma a proteger a orelha interna (se desejar, existem protetores). Comece lavando a cabeça; em seguida, o corpo; por último, as partes íntimas. Você pode narrar todo o processo do banho para o bebê, pois isso constrói uma narrativa de previsibilidade.

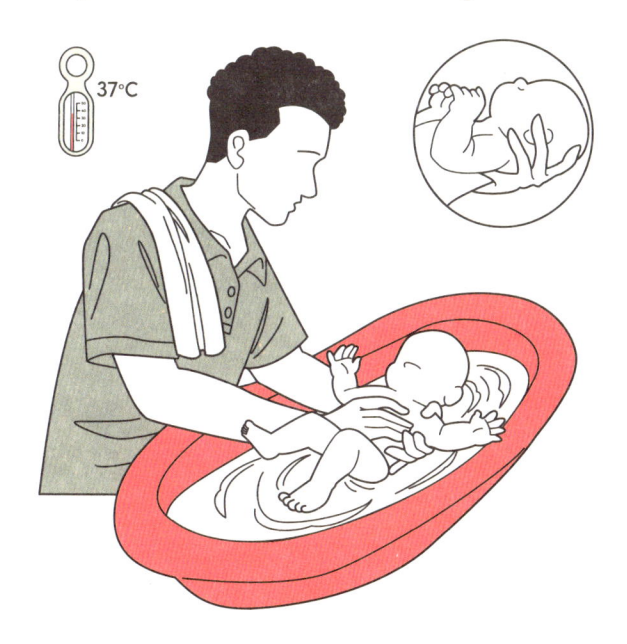

## NO BANHO DE CHUVEIRO

- Para facilitar a adaptação, o contato do bebê com a água deve ser gradativo. Comece jogando água no corpo do bebê com as mãos ou por meio de algum recipiente, antes de colocá-lo diretamente sob a água do chuveiro.

- Encaixe o braço entre as perninhas do bebê e segure seu corpo com firmeza para evitar uma queda, uma vez que ele estará bastante escorregadio.

- Em seguida, inicie pelo corpo e termine lavando a cabeça.

## PÓS-BANHO

- Enrole o bebê imediatamente depois de retirá-lo da água. Você pode envolvê-lo com a toalha, dobrando as abas e depois a parte inferior da toalha, simulando um envelope.

- No trocador, use uma toalha de fralda para secar o bebê. Vista-o começando pelo *body* para proteger o seu peito; depois, a fralda e o restante da roupa. A escolha da roupa deve considerar a temperatura do ambiente.

- Uma dica é selecionar uma roupa "acima" da que o adulto estiver usando. Por exemplo: se adulto estiver usando uma regata, use manga curta no bebê. Se o adulto estiver usando manga curta, use manga comprida no bebê.

**ATENÇÃO!** Tanto o banho quanto as trocas de fraldas devem ser realizados por pessoas íntimas. Isso aumenta a segurança física e emocional do bebê, que começa a entender, de maneira natural, que sua intimidade deve ser preservada.

A todo momento, refira-se às partes íntimas da criança pelo nome: pênis, vulva, ânus, bumbum. Isso não é vulgar! Ela deve conhecer seu corpo e entender que essas partes não precisam se esconder atrás de apelidos.

# CAPÍTULO 6
# ESCOLHER SEM CULPA

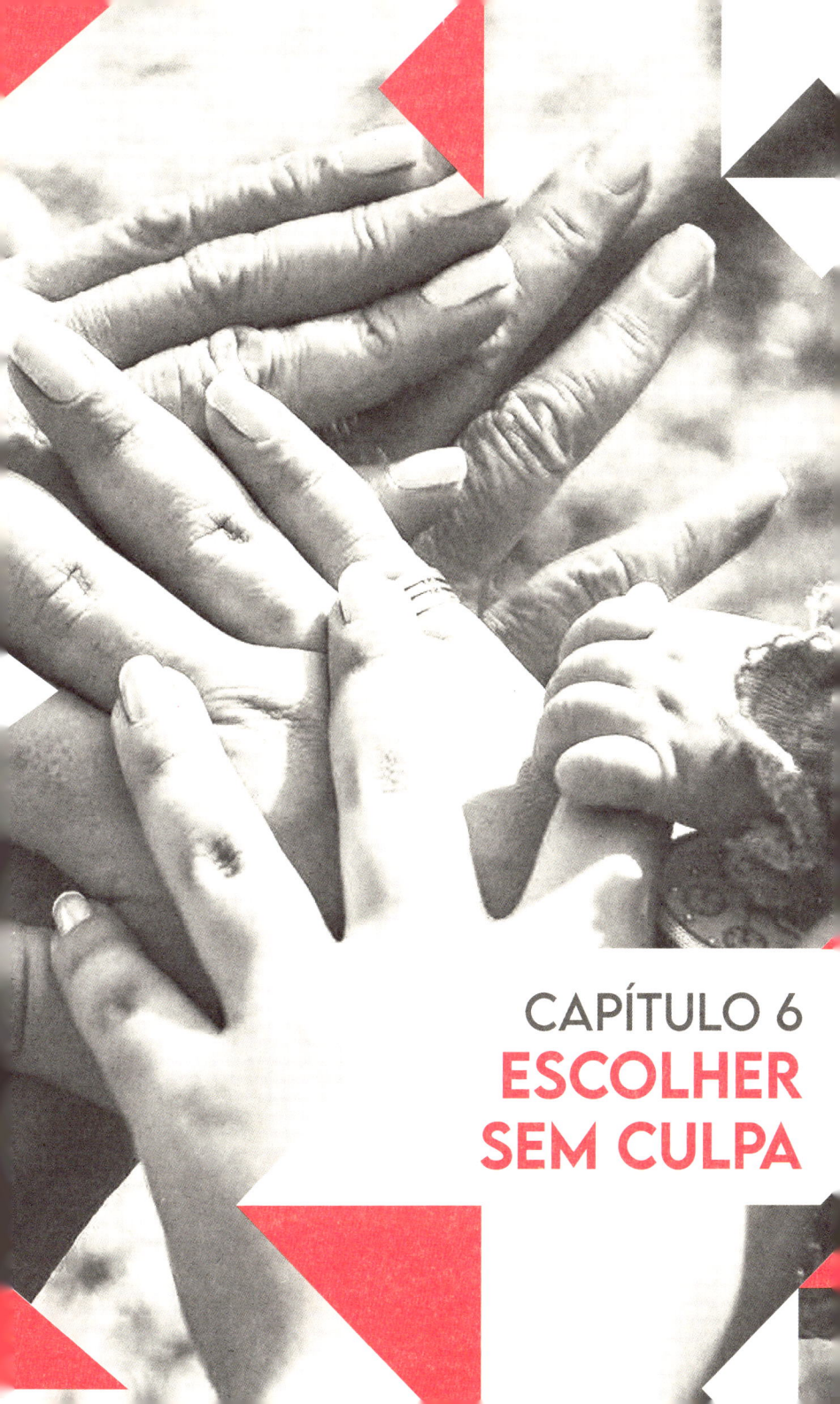

## ▶ MERGULHANDO NA CULPA

Como pais, nós nos cobramos demais e nos sentimos responsáveis por tudo o que acontece com nosso filho, e é daí que vem um imenso sentimento de culpa, não importando as escolhas que fazemos. Infelizmente, a família ideal e perfeita que imaginamos é fruto da herança cultural de um modelo familiar e social. Na prática, isso não existe!

É comum mergulhar na culpa até mesmo por causa de situações corriqueiras, como não levar o filho para a escola, não participar de um banho, dar menos atenção à família... E, algumas vezes, acabamos por exagerar nas consequências de nossas ações, sentimentos e pensamentos e não reconhecemos nossas qualidades.

O primeiro passo é refletir se a culpa é real ou imaginária, se ela tem razão de existir. O segundo passo é refletir em cada tomada de decisão para fazer o melhor possível, mas sem deixar de admitir que ninguém é perfeito. Portanto, livre-se da culpa e faça o seu melhor!

## ▶ TRABALHAR OU FICAR EM CASA?

Esse é um questionamento que vai existir sempre, e não há uma resposta correta para isso. Como tudo na vida, existem vantagens e desvantagens, tanto para os pais que trabalham fora como para os que ficam em casa. No entanto, uma coisa é certa: trabalhar fora ou ficar em casa NÃO influi no desenvolvimento e desempenho de seu filho. O que faz a diferença são outros fatores, e um deles é se os pais estão felizes. E para ser feliz é preciso viver uma vida de acordo com seus valores, independentemente do que a sociedade ou a família quer ou pensa. As crianças ficam bem quando os pais estão felizes!

Como afirma a psicóloga Cecília Troiano, autora do livro *Vida de Equilibrista*: "Crianças se adaptam à realidade e constroem seu ideal de felicidade em torno das próprias experiências. Para as crianças, tanto faz se a mãe trabalha fora ou não, desde que essa seja uma situação bem resolvida".

A ausência dos pais é prejudicial, mas o excesso de presença também. Não se pode abandonar, mas também não dá para se iludir achando que o filho precisa de nós em tempo integral. Filhos precisam de espaço! E também devem entender que os pais saem, mas voltam. A vida é assim, faz parte do desenvolvimento e da educação.

## ▸ DEDIQUE TEMPO DE QUALIDADE

Lembre-se sempre de reservar um tempo para você! Cuidar de si também é fundamental e necessário. Pais estressados são menos tolerantes e dão menos atenção a sua família. Ao oferecer um tempo à família, é melhor que seja um tempo de qualidade. E para isso, é preciso estar feliz. Quando acontecer, esteja verdadeiramente presente e satisfeito por compartilhar o momento com eles.

## ▸ PAIS QUE TRABALHAM FORA

Em primeiro lugar, é fundamental ser honesto consigo e refletir se a decisão de trabalhar fora está baseada em seus desejos, necessidades e valores. Em segundo lugar, pergunte-se se você gosta do que faz. Os pais mais felizes que trabalham são aqueles que, de fato, amam o que fazem. Tenha em mente que seu trabalho é um motivo de orgulho e deve ser valorizado, pois acarreta uma série de benefícios para a criança também.

Como disse anteriormente, pais realizados tornam-se pessoas mais felizes. Em terceiro lugar, não viva com expectativas irreais ou expectativas que os outros impõem a você. Tenha consciência de que é necessário não exagerar na própria cobrança.

Um dos maiores desafios dos pais que trabalham fora é encontrar o equilíbrio entre os cuidados com o filho e a carreira profissional. Tenha em mente que o importante é valorizar cada minuto que estiver com a família. Brinque, conte histórias, ajude na lição de casa ou simplesmente assista a um filme com seu filho. Ou seja, participe ao máximo das atividades e torne esses momentos especiais. ==Vale também pedir ajuda. Se a família estiver unida, ficará mais fácil listar as prioridades e perceber que algumas mudanças no dia a dia são possíveis e fazem a diferença.==

## ▶ FALSA COMPENSAÇÃO

Pais que sentem culpa por não estarem em tempo integral com seus filhos tendem a compensar a pouca quantidade de tempo que passam com eles com presentes ou relaxando na disciplina. Além de não ser positivo, isso não é real.

O tempo dedicado à criança não pode ser compensado com recompensas materiais ou falta de disciplina. Pelo contrário, é nesse tempo juntos que você tem a oportunidade de transmitir seus valores. Isso é reforçado quando consideramos que o filho precisa aprender, desde pequeno, a aceitar quando um dos pais diz "não". <u>Criança precisa e deve ter limites para se sentir amada.</u>

## CONTA, CAROL!

Tive um modelo de mãe que sempre trabalhou fora, com isso nunca imaginei que comigo pudesse ser diferente. Nunca tive dúvida de trabalhar fora ou não trabalhar. Confesso que, apenas depois da minha experiência profissional, comecei a enxergar melhor no sentido de que, quando queremos ou sentimos, tudo é possível, inclusive não trabalhar fora. Até então, não existia essa possibilidade!

O meu trabalho é como um filho para mim. Eu realmente amo o que faço e penso que é por isso que fico confortável, na maior parte do tempo, com a decisão de trabalhar fora. Levei anos para encontrar o equilíbrio entre o eu, a família e o trabalho.

Longe do perfeito! Alguns dias sinto uma angústia... Tem dia que quero apenas ficar em casa cuidando dos meus filhos. Tenho que parar, racionalizar e focar para dar conta da escolha de seguir com minha carreira profissional. Como sempre digo, para cada escolha uma renúncia! Sinto-me realizada, mas isso não significa que me sinto bem todos os dias... apenas suficientemente boa!

### ▸ PAIS QUE FICAM EM CASA

Poder ficar perto do filho em tempo integral é uma experiência rica e maravilhosa. Vê-lo crescendo e ter a certeza de que ele está sendo bem cuidado, poder acompanhar todas as suas conquistas é algo que alegra e realiza muitos pais. Contudo, ao contrário do que o imaginário coletivo idealiza, a vida não é fácil.

O trabalho de cuidar 24 horas é cansativo e estressante. A relação com o filho pode ficar desgastada, gerando falta de paciência e de qualidade de relacionamento para todos. Essa situação pode criar um sentimento de culpa, pois os pais não conseguem admitir, nem para si mesmos, que não estão felizes com essa situação.

## ▸ BUSQUE O EQUILÍBRIO

Os pais que param de trabalhar e optam por ficar em casa levam até um ano para se adaptar à nova vida. Eles podem sentir falta de um trabalho intelectual estimulante, de uma identidade profissional e do companheirismo dos parceiros.

Os pais que não trabalham fora vivem com menos culpa em relação à criação dos filhos, mas podem se sentir frustrados por não se realizarem como profissionais.

E, mesmo aqueles que pensam em retomar a carreira, quando seus filhos estiverem maiores, sabem que sua ascensão profissional pode encontrar mais obstáculos.

Por isso, embora tenham tomado a decisão de estar em casa em tempo integral, esses pais precisam desenvolver outros interesses em suas vidas e equilibrar o dia a dia para cuidar do filho, dar atenção ao parceiro e desenvolver atividades que sejam prazerosas para si.

## ▸ REDE DE SUPORTE

Um grande fator de estresse para os pais, especialmente para os que trabalham fora, é precisar de outras pessoas para cuidar do seu filho, como a babá, o parceiro, uma das avós ou algum amigo. Também há a opção de colocá-lo numa escola. O importante é a família se sentir segura e amparada.

Vamos pensar um pouco sobre isso?

## AVÓS

A experiência de compartilhar a educação dos filhos com nossos pais pode ser maravilhosa ou um grande motivo para estragar o almoço de domingo. Eles são a fonte de toda a história, valores e tradições que formaram nossa família. São pessoas em quem confiamos incondicionalmente e que amam nossos filhos.

Por outro lado, é comum os avós ultrapassarem os limites estabelecidos pelos pais, fazendo escolhas diferentes e gerando na criança uma confusão de autoridade. Para preservar o relacionamento familiar, se houver outra opção, é sempre melhor que os avós possam visitar os netos de forma mais carinhosa e leve, pensando que não precisam ser os protagonistas do processo de educação dos netos.

## BABÁS OU CUIDADORES

São profissionais contratados para cuidar de nossos filhos. Nessa relação, pode ser mais fácil estabelecer regras e manter os processos que criamos enquanto pais.

Por outro lado, é preciso dedicar tempo para a seleção, treinamento e construção da confiança. É necessário também buscar indicações e informações detalhadas sobre os profissionais e suas experiências anteriores de trabalho. Deve-se estabelecer, desde o primeiro dia, como será nossa comunicação com esses profissionais.

## ESCOLA

Nesse caso, teremos o respaldo de uma instituição. Talvez possamos sentir mais segurança, considerando que muitos profissionais estarão responsáveis pelos cuidados com nossos filhos. Muitas vezes, apesar de ser a escolha mais confortável para os pais, pode ser a mais desafiadora para o bebê. Tudo é novo e estranho. É preciso escolher um ambiente seguro e acolhedor. Também é importante que o projeto pedagógico da escola esteja alinhado aos valores da nossa família.

Pela minha experiência pessoal e profissional, recomendo, sempre que possível, aguardar os 2 anos de idade para que os bebês estejam melhor preparados física e emocionalmente para enfrentar o social.

Se já temos isso planejado e sabemos com quem podemos deixar nossos filhos, o nosso nível de estresse será muito menor. **Planejamento e um pouco de flexibilidade trazem tranquilidade e felicidade.** Independentemente da escolha, pense que foi o melhor para a família naquele momento. Não deve haver culpa, mas sim a lembrança de que a opção escolhida pode ser revista em qualquer oportunidade.

## CONSTRUINDO UMA JORNADA

Viu como o tempo passa rápido? Seu bebê já tem 1 ano. Toda a jornada que vocês trilharam até aqui produziu inúmeras memórias afetivas que sempre deixarão saudade. Lembra-se do dia em que ele nasceu? Do primeiro banho? Daquela noite que passaram acordados? Da primeira febre superada? Foram tantas vitórias! E tantos desafios!

Apesar de parecer que ninguém dá conta, estamos aqui comemorando. Tenho certeza de que a rotina foi nossa principal aliada. Sei que você sentiu vontade de desistir, que pulou alguns banhos, que resgatou o bebê do berço duas ou várias vezes só porque ele chorou, que pegou os brinquedos que ele jogou no chão... Afinal, naquele dia já nem sobravam forças para ficar de pé. Mas valeu insistir, respirar fundo e manter o plano, não?

Quando o bebê nasce, achamos que temos o mundo para ensinar a ele e acabamos aprendendo e nos transformando em pessoas melhores. Quando comecei este livro, também me senti assim. Pensei que tivesse milhares de coisas para compartilhar com vocês. E, agora, entendi que a cada desafio que vencemos juntos me torno uma pessoa melhor e uma profissional mais experiente. Ainda temos, literalmente, uma vida pela frente. Vamos, unidos, permitir que nossas crianças se desenvolvam a partir de uma base sólida, saudável e repleta de amor.

## AUTORES CITADOS NO LIVRO

**CECÍLIA TROIANO** é uma empresária, escritora e psicóloga brasileira que aborda temas relacionados ao equilíbrio emocional, ao desenvolvimento pessoal e aos dilemas enfrentados pelas mulheres no mundo contemporâneo.

**DONALD WOODS WINNICOTT** (1896-1971) foi um pediatra e psicanalista inglês que se destacou por estudos relacionados à infância e elaborou conceitos fundamentais, como o de "ambiente suficientemente bom".

**JEAN PIAGET** (1896-1980) foi um biólogo, psicólogo e pensador suíço que contribuiu consideravelmente para o entendimento do desenvolvimento e da aprendizagem infantil.

**JOHN BOWLBY** (1907-1990) foi um psicólogo, psiquiatra e psicanalista inglês que estudou o desenvolvimento infantil e se notabilizou por criar a teoria do apego.

**MELANIE KLEIN** (1882-1960) foi uma psicanalista austríaca que contribuiu para a teoria psicanalítica sobre a infância, tornando-se um dos nomes mais importantes da história da psicanálise.

## SITES

**ORGANIZAÇÃO MUNDIAL DA SAÚDE (OMS)**: agência subordinada à Organização das Nações Unidas (ONU) que tem a função de estabelecer as diretrizes internacionais de saúde. <https://www.who.int>

**SOCIEDADE BRASILEIRA DE PEDIATRIA (SBP)**: organização que defende os interesses dos médicos de crianças, dos seus pacientes e de suas famílias. <https://www.sbp.com.br/>

**MINISTÉRIO DA SAÚDE**: órgão do governo federal responsável pela organização e elaboração de planos e políticas públicas voltados para a promoção e a assistência à saúde dos brasileiros. <https://www.gov.br/saude/pt-br>

ACESSE CONTEÚDOS EXCLUSIVOS!

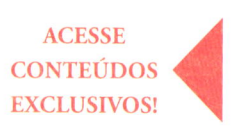